SEI GUT ZU DIR SELF CARE

PROF. DR. SABINE HUBBERTZ-JOSAT • PROF. DR. KATHARINA WICK

Stiftung Warentest

INHALTS-VERZEICHNIS

Erklärung der Symbole

Jede farbige Textpassage bietet Ihnen spannende und besonders wissenswerte Zusatzinformationen. Diese Symbole zeigen Ihnen, was Sie hier erwartet.

Gut zu wissen · **Achtung!** · **Verblüffendes** · **Eine kurze Anleitung** · **Aus der Forschung**

SELBSTFÜRSORGE LOHNT SICH

Ständig müde, gestresst, nie Zeit für sich? Das sollten Sie ändern. Kümmern Sie sich um sich, und zwar möglichst ab heute. Warum Selbstfürsorge, Self Care genannt, hohe Priorität haben sollte, erfahren Sie in diesem Kapitel.

Sie haben es in der Hand

Ein selbstfürsorglicher Lebensstil ist für jeden erreichbar. Der erste Schritt beinhaltet den Blick auf Ihre Bedürfnisse.

Warum haben Sie zu diesem Buch gegriffen? Vielleicht wollten Sie sich einfach mal etwas Gutes tun? Wenn dies der Fall ist, Glückwunsch! Sie haben eine gute Entscheidung getroffen, denn Sie werden in diesem Ratgeber erfahren, was Selbstfürsorge wirklich bedeutet und wie Sie dauerhaft Strategien in Ihren Alltag integrieren können, die Ihre Gesundheit und Ihr Wohlbefinden stärken.

Es kann aber auch sein, dass Ihre Ausgangslage etwas dringlicher ist. Vielleicht geht es Ihnen seit einiger Zeit nicht so gut, Sie sind gestresst, häufig erschöpft und von dem, was man einen „gesunden Lebensstil" nennt, weit entfernt. Dann wissen Sie vermutlich, dass Sie das ändern sollten. Möglicherweise denken Sie sogar, dass es so nicht weitergehen kann, dass Sie sich – endlich! – um sich selbst kümmern müssen. Aber dann ändert sich doch nichts.

Meist kommt der Alltag dazwischen, es fehlt einfach die Zeit. Wobei „keine Zeit" viele Dimensionen haben kann: kein Platz im Kalender, aber vielleicht auch keine Energie mehr oder keinen freien Kopf. Alles andere – der Job, die Familie, zahlreiche Sorgen und Verpflichtungen – scheint wichtiger zu sein, sodass für Sie selbst, für Ihre eigene Selbstfürsorge, scheinbar nichts übrig bleibt.

Wir können Ihnen leider nicht mehr Zeit schenken, doch die gute Nachricht ist, dass das gar nicht notwendig ist. Denn Sie werden erfahren, wie Sie Ihre eigenen Bedürfnisse besser wahrnehmen können. Zudem geben wir Ihnen Strategien an die Hand, die es erlauben, auch den stressigen Alltag selbstfürsorglich zu gestalten. Denn oft können Sie schon durch kleine Dinge sehr viel bewirken. Die einzige Voraussetzung ist, dass Sie bereit sind, dem Projekt „Selbstfürsorge" eine hohe Priorität einzuräumen. Ja, vieles andere ist auch wichtig. Aber jetzt sind erst einmal Sie dran! Sie werden überrascht sein, wie schnell Sie sich dann deutlich besser fühlen.

Von Katzen lernen

Was bedeutet es, selbstfürsorglich zu leben? Werfen Sie dazu einmal einen Blick auf das Cover des Buches. Warum ist dort eine Katze abgebildet? Ganz einfach: Weil wir von diesen Tieren viel für unsere eigene Selbstfürsorge lernen können. Wenn Sie sich einen Tag im Leben einer Katze vorstellen, dann wird Ihnen auffallen, dass diese sehr bedürfnis- und gesundheitsorientiert handelt: Sie schläft, wenn sie müde ist, sie macht sich bemerkbar, wenn sie hungrig oder durstig ist, sie kratzt an der Tür oder läuft unruhig auf und ab, wenn sie raus möchte, um sich zu bewegen, sie putzt sich ausgiebig, wenn sie sich um sich kümmert, sie scheint achtsam, wenn sie den Moment genießt, und sie fordert Streicheleinheiten ein, wenn sie das Bedürfnis nach Nähe hat. Überlegen Sie doch einmal, was sich davon auf Ihren Alltag übertragen lässt und worin die Unterschiede bestehen. An welchen Stellen unterscheidet sich Ihr Leben von dem einer Katze?

Was wollen wir mit diesem Vergleich deutlich machen? Er ist zunächst einmal als Hinweis gedacht, dass es vielen Menschen nicht so gut gelingt, Selbstfürsorge zu betreiben. Kein Wunder, werden Sie nun vermutlich denken: Anders als bei einer Katze, stehen Menschen ja auch viele Dinge im Alltag im Weg: Beruf, Familie und zahlreiche andere Verpflichtungen. Hinzu kommt ein wesentlicher Unterschied zum Tier: Der menschliche Geist besitzt die Fähigkeit, kausale Zusammenhänge zu erkennen, nach ethisch-moralischen Prinzipien zu handeln, sich selbst zu reflektieren, aber auch auf vielfältige Art und Weise zu kommunizieren. Das ist zunächst einmal eine große Stärke, die es uns Menschen möglich macht, unser Schicksal selbst in die Hand zu nehmen und unsere Lebensweise, entsprechend den Umständen, aber auch unseren Zielen anzupassen. Diese Stärke ist allerdings mit einem kleinen Haken verbunden: Denn damit geht auch einher, dass Selbstfürsorge bei Menschen nicht einfach – wie bei den Katzen und anderen Tieren – instinktiv und damit quasi von allein geschieht. Wir müssen uns oft ganz bewusst dafür entscheiden, selbstfürsorglich zu handeln.

Sie sind also selbst verantwortlich, Ihr Wohlbefinden positiv zu beeinflussen und etwas für Ihre eigene Gesundheit zu tun. Nehmen Sie diese Verantwortung an und wenden Sie sich bewusst Ihren eigenen Bedürfnissen zu. Machen Sie Ihre persönliche Selbstfürsorge zu etwas, das Ihnen im Leben wichtig ist. Wie das im Alltag gelingen kann, erfahren Sie in diesem Buch.

Ein Schlüssel: Ihre Bedürfnisse

Bevor Sie gleich ein interessantes theoretisches Modell zum Thema Bedürfnisse kennenlernen, sollten Sie kurz innehalten und ein paar tiefe Atemzüge nehmen. Am Ende des Buches haben Sie bestimmt schon die Seiten mit Fotos gefunden. Dort stehen keine Erklärungen, keine Bildunterschriften. Was hat es mit diesen Fotos auf sich? Wir werden Sie nun zum ersten Mal auffordern, sich diese Fotos anzusehen. An verschiedenen Stellen des Buches werden die Bilder erneut eine Rolle spielen.

WELCHES BILD SPRICHT SIE AN? Blättern Sie nach diesem Absatz zu den Fotos im Anhang. Schauen Sie sich die Fotos ganz unvoreingenommen an und hören Sie auf Ihr Bauchgefühl. Fragen Sie sich: Welches Bild spricht mich am meisten an? Welches Gefühl verspüre ich, wenn ich auf das Bild blicke? Nehmen Sie sich Zeit, dieses Gefühl ausgiebig zu spüren.

Was könnte das Foto, das Sie spontan ausgewählt haben, mit Ihrer Lebenssituation zu tun haben? Welches Bedürfnis könnte sich in diesem Bild zeigen? Keine Sorge, falls es Ihnen jetzt noch schwerfällt, diese Fragen zu beantworten. Das ist nicht ungewöhnlich, sondern ein Weg zu Ihren Bedürfnissen. Sie werden auf den nächsten Seiten mehr über Bedürfnisse erfahren und nach dem Lesen dieses Abschnitts eine Idee haben, warum Sie sich gerade für dieses Foto entschieden haben.

Beim Thema Bedürfnisse kommt man am Namen Maslow nicht vorbei: Der Psychologe Abraham Maslow hat 1943 das Werk „A Theory of Human Motivation" veröffentlicht und den Begriff der Bedürfnishierarchie geprägt. Ihm zufolge unterliegen Bedürfnisse einer gewissen Rangfolge: Zuallererst müssen die physiologischen Bedürfnisse befriedigt werden. Hierbei handelt es sich um ganz grundlegende Dinge wie Essen, Trinken, Atmen und Schlafen. Erst wenn diese Bedürfnisse erfüllt sind, können sich Bedürfnisse der nächsthöheren Ebene bemerkbar machen. Die zweite Stufe umfasst die Sicherheitsbedürfnisse. Hier geht es darum, dass man sich sicher und angstfrei fühlt, etwa in Bezug auf die Wohn- und Arbeitssituation sowie Gesundheit und finanzielle Stabilität. Die dritte Stufe beinhaltet die sozialen Bedürfnisse, also das Bedürfnis nach Zugehörigkeit, Freundschaft, Liebe und sozialer Interaktion. Darauf folgt die Stufe der Wertschätzung. Menschen, die die Bedürfnisse der ersten drei Stufen erfolgreich erfüllt haben, streben nach Wertschätzung, sowohl von sich selbst als auch von anderen. Es geht hier also um Selbstwirksamkeit, Selbstvertrauen, Selbstwertgefühl, Status und Anerkennung.

SELBSTWIRKSAMKEIT – WAS HEISST DAS? Die Entwicklung von Selbstwirksamkeit als das Vertrauen in die eigene Fähigkeit, Herausforderungen erfolgreich zu bewältigen, spielt eine zentrale Rolle auf der Stufe der Wertschätzung. Selbstwirksamkeit stärkt das Selbstvertrauen und trägt zur inneren Zufriedenheit bei.

Sind all diese Bedürfnisse erfüllt, kann der Mensch nach Selbstverwirklichung streben. Diese fünfte Stufe beschreibt das Bedürfnis, das eigene Potenzial auszuschöpfen, persönliche Ziele zu verfolgen und sich kreativ und intellektuell weiterzuentwickeln.

Eine Darstellung der Pyramide finden Sie auf Seite 10. Maslows Modell ist ein Klassiker, auf den heutzutage noch gern zurückgegriffen wird. Mittlerweile gibt es zahlreiche Modelle, die es erweitern oder alternative Sichtweisen auf menschliche Bedürfnisse bieten. So wird zum Beispiel in moderneren Ansätzen die Bedeutung von individuellen und kulturellen Unterschieden betont, und die starre Hierarchie von Bedürfnissen wird infrage gestellt. Einige Theorien ergänzen auch die Pyramide um weitere Ebenen, wie zum Beispiel die „Transzendenz" oder die Integration sozialer und existenzieller Bedürfnisse. Für eine erste Beschäftigung mit dem Thema Bedürfnissen ist Maslows Pyramide aber eine gute Grundlage.

Sicherlich ist es im Alltag nicht immer möglich, alle Bedürfnisse nach Maslow zu erfüllen. Aber denken Sie einmal darüber nach, auf welcher Stufe Sie die meiste Zeit verbringen, und versuchen Sie, achtsam wahrzunehmen, was Sie jetzt gerade in diesem Moment am meisten brauchen. Werfen Sie dazu auch einen Blick auf die Darstellung der Pyramide.

Der Schlüssel zu Ihren Bedürfnissen sind Ihre Gefühle. Angenehme Gefühle zeigen, dass grundlegende Bedürfnisse befriedigt sind. Unangenehme Gefühle weisen darauf hin, dass ein oder sogar mehrere Bedürfnisse auf Erfüllung warten. Wenn Sie beispielsweise Angst haben, steckt dahinter das Bedürfnis nach Sicherheit und Schutz. Hinter Wut steht häufig der Wunsch nach Veränderung, aber auch nach Anerkennung.

In einigen Situationen ist der Zusammenhang leicht zu erkennen, etwa wenn Sie allein in einer dunklen Gasse unterwegs sind und Angst verspüren. In einer Gruppe würden Sie sich dann vermutlich sicherer und wohler fühlen. In anderen Fällen lohnt es sich jedoch, genauer hinzuschauen: Kennen Sie das auch, dass Sie auf Ihren Partner sauer sind, weil die Spülmaschine schon wieder nicht ausgeräumt ist, obwohl Ihr Partner eigentlich genug Zeit hatte, dies zu erledigen? Also räumen mal wieder Sie die Spülmaschine aus, und zwar mit lautem Geklapper, damit Ihr Partner es auf jeden Fall mitbekommt. Was steckt in dieser Situation hinter Ihrem Ärger? Geht es nur darum, dass Sie ungern die Spülmaschine ausräumen? Oder ist es vielleicht eher so, dass Sie generell mehr im Haushalt erledigen als Ihr Partner und den Eindruck haben, dass er diese Leistung als selbstverständlich ansieht? Das unbefriedigte Bedürfnis wäre in diesem Fall Ihr Bedürfnis nach Anerkennung – und auch der Wunsch nach Veränderung der Aufteilung der Hausarbeit. Sich das bewusst zu machen, kann ein erster Schritt sein, diesen Konflikt zu lösen. Im Gespräch sollte beiden klar sein: Es geht um mehr als die Spülmaschine.

Das Beispiel macht deutlich, warum es sinnvoll sein kann, den eigenen Gefühlen auf den Grund zu gehen. Fühlen Sie sich an dieser Stelle ermuntert, eine Woche lang ein Gefühls- und Bedürfnistagebuch zu schreiben. Eine Vorlage dazu finden Sie auf Seite 10. Stehen Sie morgens auf und notieren Sie, wie Sie sich fühlen: Bin ich ausgeschlafen oder müde? Im Laufe des Tages beantworten Sie die Fragen mehrmals: Wie fühle ich mich jetzt? Was brauche ich jetzt? Habe ich beispielsweise Hunger, wenn ja, worauf? Brauche ich eine Pause, wenn ja, wie lange? Wo möchte ich diese Pause verbringen? Ist mir warm oder gar kalt? Was möchte ich nach Feierabend am liebsten tun?

Wenn Sie dies eine Woche lang gemacht haben, werden Sie merken, dass es Ihnen immer leichter fällt, festzustellen, wie es Ihnen geht, was Sie fühlen und was Sie brauchen. Damit ist der erste wichtige Schritt zur Selbstfürsorge geschafft, Sie kennen nun Ihre Bedürfnisse. Die nächste Frage lautet aber: Was machen Sie mit diesem Wissen?

Ideal wäre natürlich, wenn Sie alle Ihre Bedürfnisse erfüllen können. Das ist nicht immer möglich, aber vielleicht doch viel häufiger, als Sie denken. Nutzen Sie kleine Momente, in denen Bedürfnisse, manchmal auch kindliche, zum Vorschein kommen, und überlegen Sie, ob Sie diese ausleben können. Trauen Sie sich!

WAS BRAUCHE ICH WIRKLICH?

Die Bedürfnispyramide von Maslow hilft Ihnen dabei, Ihren eigenen Bedürfnissen auf die Spur zu kommen.

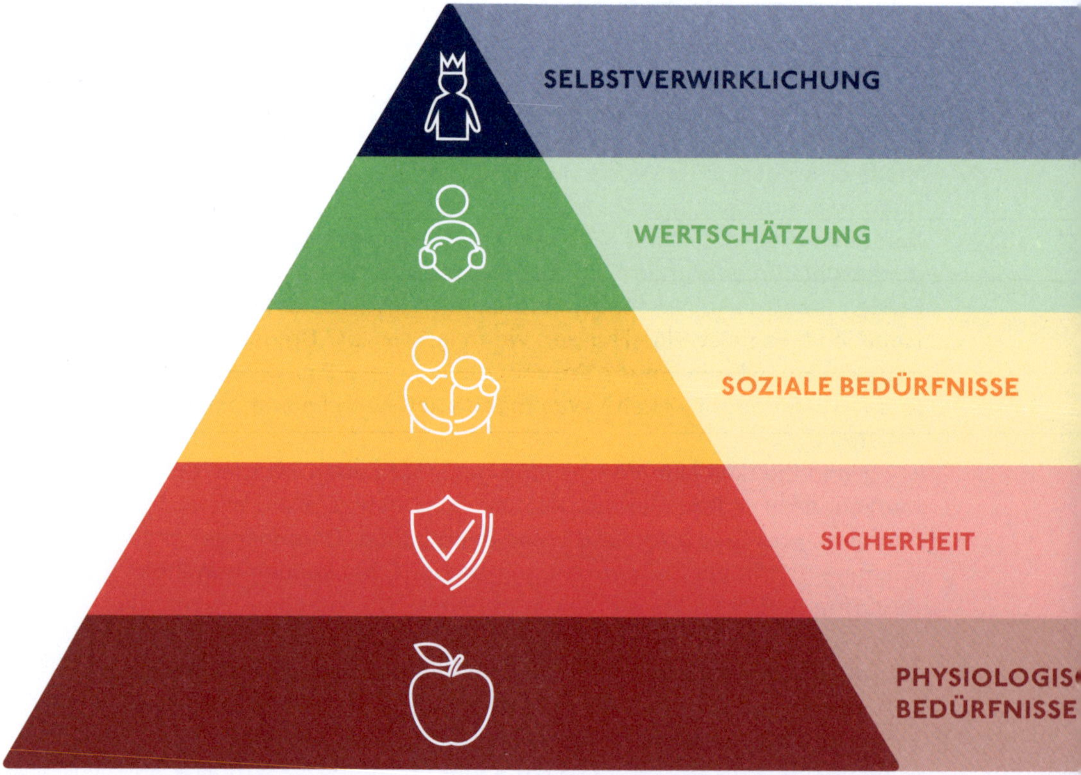

Ihr Gefühls- und Bedürfnistagebuch

Wo befinden Sie sich auf der Bedürfnispyramide? Sind zum Beispiel Bindung oder Wertschätzung Ihre Themen? Oder hapert es vielleicht schon bei den Grundbedürfnissen, etwa weil Sie im Alltagsstress keine Zeit für regelmäßige Mahlzeiten haben? Um das zu klären, kann es helfen, eine Woche lang ein Bedürfnistagebuch zu schreiben. Nutzen Sie die folgende Vorlage und füllen Sie sie jeden Abend für den jeweiligen Tag aus. Denken Sie dazu an konkrete Situationen im Tagesverlauf: Wie haben Sie sich gefühlt? Welches Bedürfnis könnte hinter dem Gefühl stecken?

ERFÜLLTE BEDÜRFNISSE	UNERFÜLLTE BEDÜRFNISSE

EIN BISSCHEN SPASS MUSS SEIN: Wissen Sie noch, wie Sie als Kind einen Einkaufswagen als Roller benutzt haben? Nach einem Einkauf erinnern Sie sich plötzlich an diesen Spaß. Dann probieren Sie es doch mal aus: Rollen Sie über den Parkplatz und nehmen Sie das Risiko in Kauf, dass Sie vielleicht jemand belächelt.

Natürlich können wir nicht alles sofort ausleben, das wäre weder alltagstauglich noch selbstfürsorglich. Entscheidend ist vielmehr die Fähigkeit, die eigenen Bedürfnisse und die damit verbundenen Emotionen gut zu regulieren. Die Forschung zeigt jedoch, dass selbst, wer seine Wünsche kennt und seine Gefühle gut wahrnehmen kann, sie nicht unbedingt auch gut regulieren kann. Der erste Schritt zur gelungenen Emotionsregulierung ist die Akzeptanz der Emotionen. Eine gesunde Regulierung ist beispielsweise das Mitteilen von Gefühlen, diesen einen kreativen Ausdruck zu verleihen oder körperliche Aktivität. Eine ungesunde Regulierung dagegen ist die Vermeidung und das Unterdrücken von Emotionen. In diesem Buch werden Sie viele Methoden kennenlernen, Ihre Emotionen auf gesunde Art zu regulieren.

Der Weg zum gesunden Lebensstil

Was hat die Fähigkeit, Emotionen zu regulieren, nun mit Selbstfürsorge zu tun? Das wird klar, wenn man sich vor Augen führt, dass gelungene Selbstfürsorge auf das hinausläuft, was wir als einen „gesunden Lebensstil" bezeichnen.

Dazu zunächst ein paar Hard Facts: Entscheidende körperliche Einflussfaktoren auf die Gesundheit sind regelmäßiger Sport, gesunde Ernährung, Körpergewicht im Normalbereich sowie Verzicht auf Rauchen und auf Alkohol. Wenn Sie vier dieser fünf Faktoren beherzigen, können Sie als Mann auf durchschnittlich 7,6 mehr Lebensjahre ohne chronische Erkrankungen wie Diabetes, Herz-Kreislauf-Erkrankungen oder Krebs hoffen. Frauen können sogar ganze zehn Jahre dazugewinnen. Ebenso wichtig sind psychische Aspekte, wie der Umgang mit Stress und die Pflege sozialer Beziehungen. Studien zeigen, dass chronischer Stress und mangelnde soziale Unterstützung das Risiko für eine Vielzahl an Erkrankungen und auch das Sterberisiko erhöhen können.

Es lohnt sich also, an diesen Punkten anzusetzen und gesund beziehungsweise gesünder als bisher zu leben. Auf die einzelnen Bereiche, die einen gesunden Lebensstil ausmachen, gehen wir im zweiten Kapitel genauer ein. Doch eigentlich klingt es hier schon ganz einfach: Ernähren Sie sich gesund, bewegen Sie sich, rauchen Sie nicht, trinken Sie keinen Alkohol, entspannen Sie sich und treffen sich regelmäßig mit Freunden. Wozu also sollten Sie sich dann überhaupt mit so kompliziert klingenden Begriffen wie „Bedürfnishierarchie" und „Emotionsregulation" befassen?

Zwar weiß vermutlich fast jeder, dass die eben genannten Faktoren sehr wichtig für die Gesundheit sind, die Umsetzung in die Praxis scheitert aber trotzdem sehr oft. Vielleicht auch bei Ihnen? Das liegt in der Regel nicht an fehlendem Wissen und auch nicht an „Willensschwäche". Dahinter steckt vielmehr häufig eine ungesunde Emotionsregulation: Wer Stress mit Zigaretten, Anspannung mit Alkohol und Traurigkeit mit Schokolade bekämpft, braucht keine Lektion über einen gesunden Lebensstil, sondern einen ehrlichen Blick auf die eigenen Emotionen und die dahinterstehenden unerfüllten Bedürfnisse.

„Einfach so" gesünder leben klappt meistens nicht. Mit den richtigen Strategien können Sie dennoch Erfolg haben. Sie haben es selbst in der Hand. Ein gewisses Maß an Selbstreflexion und Grundlagenwissen gehört dazu, doch ebenso wichtig ist die bewusste Entscheidung, das Thema anzugehen. Beides wird in diesem Ratgeber thematisiert. Es erfordert Mut, sich mit den eigenen Gefühlen und Bedürfnissen auseinanderzusetzen, aber es eröffnet Ihnen gleichzeitig die Möglichkeit, gesünder zu leben. Dieser Ratgeber begleitet Sie auf dem Weg zu einem selbstfürsorglichen Lebensstil, der Ihnen langfristig mehr Lebensqualität verschafft.

Die gute Nachricht ist, dass das gelernt werden kann. Selbstfürsorge muss nicht zeitaufwendig sein oder etwas kosten. Es geht vielmehr um eine Haltung, die Sie entwickeln und langfristig nutzen sollten. Da Sie sich diese erarbeiten müssen, kann es an der ein oder anderen Stelle zu Beginn auch anstrengend sein. Denken Sie daran, wie Sie beispielsweise beim Erlernen eines neuen Hobbys oder einer neuen Sprache ebenfalls Geduld und Durchhaltevermögen gebraucht haben. Anfangs erschien es vielleicht schwierig, aber mit der Zeit wurden Sie sicherer und konnten die positiven Effekte spüren. Genauso verhält es sich mit der Selbstfürsorge. Es geht demnach nicht darum, nur ein Mal im Monat etwas Gutes für sich zu tun, sondern dauerhaft dranzubleiben. Sie sollten deshalb schauen, was Sie jeden Tag, an jedem Ort tun können und was für Sie gut funktioniert. Selbstfürsorge ist nämlich etwas ganz Individuelles. Für Ihr persönliches Programm erhalten Sie nachfolgend viele weitere praktische und alltagstaugliche Tipps. Am Ende des Weges steht ein selbstfürsorglicher Lebensstil, der Ihrer Gesundheit und Ihrem Wohlbefinden zugutekommt. Einen solchen zu entwickeln, lohnt sich nachweislich. Also wann fangen Sie damit an?

Selbstfürsorge beginnt im Kopf

Hier finden Sie weitere gute Argumente, warum Selbstfürsorge ganz oben auf Ihre Prioritätenliste gehört.

Vielleicht sind Sie jetzt bereits hoch motiviert, sich intensiver mit dem Thema zu befassen und Ihr persönliches Selbstfürsorgeprogramm zu entwickeln und zu starten. Das ist gut so! Trotzdem besteht erfahrungsgemäß das Risiko, dass dann doch etwas dazwischenkommt: das Projekt im Job, das zu scheitern droht, das Kind, das schon wieder krank ist, die kaputte Waschmaschine – das Leben eben. Das Problem ist, dass wir so daran gewöhnt sind, unsere eigenen Bedürfnisse zurückzustellen, dass uns ganz automatisch alles andere wichtiger erscheint. Und irgendetwas ist ja bekanntlich immer. Zugleich warten wir vielleicht schon sehr lange insgeheim darauf, dass eben doch eines Tages einmal alles rund läuft in allen Lebensbereichen, dass wir auf einmal genug freie Zeit und Muße haben, um uns voll und ganz um uns selbst kümmern zu können. Doch dieser Tag wird niemals kommen. Daher gilt: Damit Ihr Vorsatz, Ihr Leben selbstfürsorglicher zu gestalten, eine echte Chance auf Umsetzung hat, muss das Thema auf Ihrer Prioritätenliste ganz nach oben rücken (mehr zum Thema „Prioritäten setzen" erfahren Sie ab Seite 107).

Kein Egoismus – im Gegenteil!

Sich selbst an die erste Stelle setzen? Vielleicht schrecken Sie vor dieser Vorstellung zurück. Ist das nicht total egoistisch? Die klare Antwort lautet: Nein, ist es nicht! Hierzu ein Beispiel, das Sie gern auf eigene Erfahrungen übertragen können: Stellen Sie sich vor, ein Kollege ärgert sich sehr über eine andere Kollegin, die sich offensichtlich nicht um das Gemeinwohl kümmert. Stattdessen hat diese Kollegin eine Zusatzaufgabe abgelehnt, weil sie wusste, dass sie in diesem Moment für sich selbst sorgen sollte. Sie hat sich klar abgegrenzt. Warum regt sich der Kollege nun so darüber auf? Vermutlich schwingt hier ein wenig Neid mit, weil er sich selbst außerstande gesehen hätte, diese Aufgabe abzulehnen. Was könnten Sie diesem Kollegen nun sagen?

Wie wäre es mit: Selbstfürsorge ist kein Zeichen von Egoismus, sondern von Selbstachtung und Gesundheitsbewusstsein, die es ermöglichen, in psychischer, emotionaler und physischer Hinsicht gesund und ausgeglichen zu sein. Selbstfürsorge sorgt dafür, unsere eigenen Bedürfnisse wahrzunehmen und ihnen Priorität einzuräumen, anstatt uns selbst hintenanzustellen. Besonders wichtig dabei: Davon kann wiederum das Umfeld profitieren. Denn wer sich um sein eigenes Wohlbefinden kümmert, ist in der Lage, den Verpflichtungen anderen gegenüber effektiver nachzukommen und unterstützende Beziehungen aufzubauen. Dass die Kollegin auf sich selbst und ihre Grenzen achtet, kommt letztlich auch ihrer Arbeitsleistung und damit dem Team zugute.

Innere Antreiber zügeln

Selbst wenn Sie das Beispiel mit der abgelehnten Zusatzaufgabe einsichtig fanden, werden Sie doch wissen, wie schwer es oft ist, den eigenen Alltag selbstfürsorglich zu gestalten. Ein Grund dafür, dass Sie sich selbst und Ihre eigenen Bedürfnisse immer wieder aus den Augen verlieren, können Ihre inneren Antreiber sein. Haben Sie manchmal das Gefühl, dass sich Ihr inneres Hamsterrad immer schneller und schneller dreht und es Ihnen schwerfällt, da rauszukommen? Oder merken Sie, dass Sie es immer allen anderen recht machen möchten? Auch dann ist es eine gute Idee, sich mit inneren Antreibern zu befassen.

Die inneren Antreiber stammen aus der Transaktionsanalyse, einer Theorie der menschlichen Persönlichkeit, die in den 1950er-Jahren von Eric Berne entwickelt wurde. Das Ziel dieser Theorie ist es, menschliche Verhaltensmuster zu verstehen und zu beeinflussen, um die persönliche Entwicklung und zwischenmenschliche Kommunikation zu verbessern. In den 1970er-Jahren erweiterte Taibi Kahler das Modell um das Konzept der inneren Antreiber.

Ob diese inneren Antreiber angeboren sind oder durch Erziehung und das soziale Umfeld geprägt werden, ist noch nicht vollständig geklärt. Ein verbreiteter Ansatz besagt, dass das Vorleben der Bezugspersonen und frühe Sozialisation eine entscheidende Rolle spielen. Neuere Forschungen unterstützen die Annahme, dass sowohl genetische Veranlagung als auch Umwelteinflüsse eine Rolle bei der Entwicklung dieser inneren Antreiber spielen. Sie werden zunehmend als Teil eines dynamischen Prozesses betrachtet, der über die gesamte Lebensspanne hinweg veränderbar ist. Konkret definierte Kahler fünf typische Antreiber, die unser Verhalten oft unbewusst beeinflussen, besonders in stressreichen Situationen:

1 **SEI PERFEKT!** Nimmt dieser Antreiber überhand, kann sich das darin äußern, dass Sie übermäßig kritisch mit sich selbst und anderen sind, ständig nach Verbesserungsmöglichkeiten suchen und selten mit dem Erreichten zufrieden sind.

2 **GEFALL ANDEREN!** Wenn Sie diesen Antreiber verinnerlicht haben, fällt Ihnen das Neinsagen schwer. Sie stellen Ihre eigenen Wünsche und Bedürfnisse zugunsten derer von anderen zurück und neigen dazu, sich für andere aufzuopfern. Es fällt Ihnen schwer, Ihre eigenen Wünsche und Bedürfnisse zu artikulieren.

3 **STRENG DICH AN!** Ist das ein Satz, der bei Ihnen auf fruchtbaren Boden fällt? Dann haben Sie früher sicher oft gehört, dass Sie sich auf jeden Fall mehr bemühen müssen. Sie haben ein hohes Pflichtbewusstsein, sind fleißig und strengen sich auch dann noch an, wenn das Ziel unerreichbar ist. Es fällt Ihnen schwer, zu genießen und Erfolge zu feiern. Sie versuchen, Niederlagen durch Anstrengung zu vermeiden.

4 **SEI STARK!** Wenn der innere Antreiber „Sei stark!" bei Ihnen überwiegend aktiv ist, fällt es Ihnen schwer, Gefühle zu zeigen. Das erkennt man auch an Ihrer Sprache: Sie verwenden oft Verallgemeinerungen und neutrale Formulierungen wie „man". Sie glauben, dass Gefühle zeigen Sie schwach macht, und bewahren unter allen Umständen Haltung.

5 MACH SCHNELL! Dieser Antreiber hat das Zeug dazu, die anderen vier noch zu verstärken und zu beschleunigen. Wenn Sie eher hektisch sind, sodass Sie Probleme haben, sich überhaupt noch zu konzentrieren, rasch und in kurzen, abgehackten Sätzen sprechen oder sogar Worte aus Zeitdruck verschlucken, könnte dieser Antreiber bei Ihnen überaus aktiv sein.

Beantworten Sie nun für sich folgende Fragen, am besten schriftlich: Was glaube ich, welche inneren Antreiber habe ich? Wie sehr fühle ich mich von diesen im Alltag eingeschränkt? Was hindert mich daran, fürsorglich zu mir selbst zu sein? Wann sind die inneren Antreiber aber auch hilfreich? Tatsächlich ist es so, dass alle Antreiber eine positive Seite haben. „Sei perfekt" kann etwa dazu beitragen, dass man sehr gründlich ist. Problematisch wird es aber, wenn Antreiber zu stark werden. Dann sollten Sie etwas dafür tun, sie abzuschwächen. Auf der nächsten Seite finden Sie zu jedem Antreiber einen Satz, der helfen kann, den Antreiber aufzulösen, quasi ein einfaches Gegenmittel. Schreiben Sie sich den passenden Satz am besten ab und hängen Sie ihn an einen Ort, den Sie oft im Blick haben. Natürlich verschwindet der problematische Antreiber nicht einfach von Zauberhand, doch wenn Sie die Auflösung durch Wiederholung verinnerlichen und im Alltag anwenden, wird sich irgendwann auch Ihr Verhalten verändern.

Glaubenssätze verändern

Im Zusammenhang mit inneren Antreibern sollten Sie sich auch mit Glaubenssätzen ausführlicher beschäftigen. Glaubenssätze sind Überzeugungen oder Annahmen über uns selbst, andere Menschen und die Welt um uns herum. Diese Überzeugungen haben einen starken Einfluss auf unser Verhalten. Im Gegensatz zu inneren Antreibern sind Glaubenssätze oft allgemeiner und umfassen verschiedene Aspekte des Lebens, etwa Selbstwert, Erfolg, Beziehungen oder Sicherheit. Beispiele für Glaubenssätze sind „Ich bin nicht gut genug", „Ich kann das nicht", „Ich bin eine schlechte Mutter", „Er-

GEGENMITTEL, WENN ANTREIBER BELASTEN

Innere Antreiber sind nicht per se schlecht. Sind sie jedoch zu stark ausgeprägt, sollten Sie ihnen etwas entgegensetzen.

MACH SCHNELL!
NIMM DIR ZEIT!

SEI PERFEKT!
DU BIST GUT GENUG!

GEFALL ANDEREN!
GEFALL DIR SELBST!

SEI STARK!
SAG DEINE WÜNSCHE!

STRENG DICH AN!
MACH ES EINFACH!

folg ist nur für andere Menschen möglich", „Ich werde immer verlassen", „Die Welt ist ein gefährlicher Ort" und viele weitere. Diese Glaubenssätze sind negativ formuliert und können unser Selbstbild und Verhalten somit auf subtile Weise negativ beeinflussen, indem sie bestimmte Denkmuster verstärken oder einschränken und das Verhalten in Übereinstimmung mit diesen Überzeugungen lenken.

„ICH HAB'S JA GEWUSST": Selbsterfüllende Prophezeiungen sind Erwartungen, die dazu führen, dass wir bestimmte Ereignisse oder Ergebnisse durch unser Verhalten herbeiführen, einfach weil wir glauben, dass sie eintreten. Sie können positiv oder negativ sein. Ein Beispiel: Eine Person erscheint Ihnen im ersten Moment unfreundlich. Prompt verhalten Sie sich reserviert, worauf sich auch der andere zurückhaltend verhält. Ihre erste Einschätzung hat sich somit bestätigt.

Innere Antreiber und Glaubenssätze können sowohl positive als auch negative Auswirkungen auf das Leben einer Person haben. Es liegt auf der Hand, diesen Zusammenhang für sich zu nutzen – mit positiven Glaubenssätzen, auch Affirmationen genannt. Das sind kurze, positive Aussagen oder Sätze, die dazu dienen, gute Gedankenmuster zu fördern, das Selbstbewusstsein zu stärken und das Selbstwertgefühl zu verbessern. Diese Affirmationen sollten oft wiederholt werden, entweder laut ausgesprochen oder innerlich gedacht, um das Unterbewusstsein positiv zu beeinflussen. Beispiele für positive Affirmationen sind: „Ich bin voller Selbstvertrauen und Glauben an mich selbst", „Ich bin wertvoll", „Ich bin in der Lage, jede Herausforderung zu meistern", „Ich bin ruhig und gelassen".

Solche Sätze können dazu beitragen, negative Gedanken zu überwinden, Selbstzweifel zu reduzieren und ein optimistisches Mindset zu fördern. Das Besondere an den Sätzen ist, dass sie in der Ich-Form, kurz und prägnant, positiv und ohne Verneinungen formuliert sind. Darüber hinaus stehen sie im Präsens, sind realistisch sowie mit positiven Konsequenzen einhergehend. Erstellen Sie eine Liste mit positiven Affirmationen, die diesen Vorgaben entsprechen, und hängen Sie diese an gut sichtbaren Orten in Ihrer Wohnung auf.

Welchen neuen Glaubenssatz wollen Sie verinnerlichen? Was würde Ihnen in Stresssituationen helfen? Wählen Sie eine Affirmation aus, die Ihnen besonders wichtig erscheint, und machen Sie sie zu einem festen Bestandteil Ihrer täglichen Routine, indem Sie diese

Affirmation täglich bewusst durchlesen, besonders in Momenten, in denen Sie sich gestresst oder unsicher fühlen. Wie Sie merken, liegt hier viel in Ihrer Hand, und Ihre innere Einstellung zu den Dingen ist entscheidend und kann positiv beeinflusst werden.

Alles Einstellungssache?

Wie bereits im vorherigen Kapitel betont, spielt Ihre innere Einstellung eine zentrale Rolle. Sie beeinflusst nicht nur, welche Glaubenssätze Sie verinnerlichen, sondern auch, wie Sie Herausforderungen begegnen und für sich selbst sorgen. Wie stehen Sie zu sich und zu anderen? Was sind Ihre Überzeugungen und Ihre Werte? Wie zeigt sich dies in Ihrem Verhalten? Sind Sie eher der pessimistische Typ, bei dem das Glas immer schon halb leer ist? Oder gehören Sie zu den positiven Menschen, die in allem etwas Gutes sehen?

IHR BILD FÜR SELBSTFÜRSORGE: Blättern Sie noch einmal zu den Fotos am Ende des Buches: Wenn Sie an Selbstfürsorge denken, welches Bild würde für Sie dazu passen? Häufig wählen wir auf diese Frage hin Bilder aus, die unsere Sehnsucht, unser Ziel, eine neue Haltung symbolisieren. Was haben Sie gewählt? Nehmen Sie sich einen Moment Zeit, um darüber nachzudenken, was dieses Bild für Sie bedeutet.

Welche Einstellung ist nun optimal, wenn es um Selbstfürsorge geht? Wie so oft im Leben, gibt es hierauf keine eindeutige Antwort. Nehmen wir das Beispiel Optimismus: Tatsächlich fällt es Pessimisten oft schwerer, fürsorglich zu sich selbst zu sein. Wer es mit der rosaroten Brille aber übertreibt, erkennt mitunter Probleme nicht und nimmt Frühwarnzeichen nicht ernst, was keinesfalls im Sinne echter Selbstfürsorge ist.

Dennoch lassen sich ein paar Merkmale festhalten, die es einfacher machen, zu einer guten Selbstfürsorge zu kommen. Dazu gehört zum einen die Anerkennung der eigenen Bedürfnisse, aber auch Achtsamkeit, (Selbst-)Akzeptanz, Selbstmitgefühl und Selbstliebe. Gerade Achtsamkeit ist ein Schlüsselbegriff. Denn um die innere Einstellung, aber auch den eigenen Lebensstil, positiv zu verändern, ist es wichtig, dass Sie erst einmal achtsam mit sich selbst sind.

Achtsamkeit macht es leichter

Bevor Sie weiterlesen, bietet es sich an, sich 15 Minuten Zeit zu nehmen für einen besonderen Spaziergang. Gehen Sie am besten nach draußen, an einen ruhigen Ort. Gehen Sie langsam und bedacht. Versuchen Sie, Ihr eigenes Tempo zu finden. Konzentrieren Sie sich nur auf die Füße. Spüren Sie, wie Ihre Fußsohle den Boden berührt, der Fuß abrollt, und seien Sie ganz bei sich. Nach ein paar Minuten können Sie Ihre Aufmerksamkeit zusätzlich auf Ihren Atem lenken. Wie ist Ihr Atem? Finden Sie einen Rhythmus zum Gehen? Wenn die Umgebung das zulässt, können Sie auch mal Ihre Augen schließen und ein paar Schritte weitergehen. Wie fühlt sich das an? Sie können auch einmal ein paar Schritte rückwärtsgehen, mit offenen und dann mit geschlossenen Augen. Abschließend gehen Sie noch ein bis zwei Minuten so, wie es Ihnen am besten gefallen hat.

Haben Sie das ausprobiert? Dann haben Sie bereits eine kleine Gehmeditation und damit eine Form der Achtsamkeitsübung durchgeführt. Von Achtsamkeit haben Sie sicher schon gehört, sie ist längst zum Trend geworden. Historisch gesehen ist Achtsamkeit jedoch ein sehr altes Konzept. Bereits vor mehr als 2600 Jahren war sie ein zentrales Element der buddhistischen Lehre und Meditationspraxis in asiatischen Ländern. In den 1960er- und 70er-Jahren wurde auch der Rest der Welt auf diese Techniken aufmerksam. Eine entscheidende Rolle spielte dabei der US-Amerikaner Jon Kabat-Zinn, der 1979 ein achtsamkeitsbasiertes Stressreduktionsprogramm (Mindfulness-Based Stress Reduction, kurz MBSR) für Menschen mit chronischen Schmerzzuständen entwickelte. Kabat-Zinn beschreibt zwei wesentliche Merkmale von Achtsamkeit. Da ist zunächst die absichtsvolle Lenkung der Aufmerksamkeit auf das Hier und Jetzt. Ebenso wichtig ist das zweite Merkmal: das Unterlassen jeglicher Bewertung. Aufkommende Gedanken sollen nicht bewertet werden, was auch bedeutet, sich selbst nicht zu verurteilen.

Es gibt zahlreiche Achtsamkeitsübungen, die sich leicht in den Alltag integrieren lassen. Vorschläge finden Sie in diesem Abschnitt und auf Seite 35 und Seite 40, es gibt auch viele kostenlose Anleitungen im Internet. Wenn Sie möchten, können Sie eine App nutzen, zum Beispiel Headspace und 7Mind. Kabat-Zinns MBSR-Programm können Sie im Rahmen eines Kurses erlernen. Es ist auf acht Wochen mit jeweils ungefähr zwei Stunden pro Woche ausgerichtet und vermittelt Ansätze der modernen Psychologie und Stressforschung. Die Stressbewältigung mithilfe von praktischen Achtsamkeitsübungen und meditativen Techniken wird eingeübt. Sie finden MBSR-Kurse, die oft von gesetzlichen Krankenkassen bezuschusst werden, bei privaten Anbietern. Informieren Sie sich auch beim Verband der Achtsamkeitslehrenden MBSR-MBCT Verband e. V. oder fragen Sie bei Ihrer Krankenkasse nach. Doch, um es noch mal zu betonen: Es muss kein Acht-Wochen-Kurs sein. Achtsamkeitstraining lässt sich auch ganz einfach in kurzen Übungen in den Alltag einbauen. Wenn Ihnen das Üben der Achtsamkeit zunächst schwerfällt und Ihre Gedanken immer wieder abschweifen: Seien Sie nachsichtig und geduldig mit sich. Auch das ist gelebte Selbstfürsorge!

EINE MINUTE ACHTSAMKEIT: Stellen Sie sich einen Timer, achten Sie eine Minute lang nur auf Ihren Atem, ohne ihn zu verändern. Danach fragen Sie sich: Wie lang kam mir diese Minute vor? War es schwer, die Aufmerksamkeit zu halten? Das ist am Anfang normal. Falls Ihnen die Zeit zu kurz erschien, verweilen Sie ruhig länger in diesem entspannten Zustand.

Vom Kopf zum Herzen

Achtsamkeit ist nach Kabat-Zinn auch Mitgefühl mit sich selbst und Selbstliebe. „Mich selbst lieben? Das wird schwer", denken Sie vielleicht. Stimmt, Selbstliebe ist ein großes Ziel, aber wichtig, um fürsorglich zu sich selbst zu sein. Der erste Schritt dazu besteht aber zunächst darin, Selbstmitgefühl zu entwickeln. Probieren Sie einmal aus, in stressigen Situationen oder in Momenten, in denen Sie sich missverstanden, ungerecht behandelt oder ungeliebt fühlen, innezuhalten und sich gedanklich selbst zu umarmen. In solchen Momenten sind Sie nicht der verstandesorientierte Erwachsene, sondern eher ein kleines Kind, das Trost benötigt. Geben Sie sich das, was Sie brauchen, ganz im Sinne der Bedürfnisbefriedigung. Vielleicht werden Sie traurig und bedauern sich selbst. Meist ist dies nur ein kurzer Moment und es stellt sich ein wohliges Gefühl der Erleichterung, des Angenommenseins ein.

Erste Forschungsergebnisse lassen darauf schließen, dass das Üben von Achtsamkeit Selbstmitgefühl verstärkt. Es scheint aber auch so zu sein, dass Selbstmitgefühl noch stärker als Achtsamkeit mit Freude, Optimismus, Weisheit, Neugier, emotionaler Intelligenz und persönlicher Initiative zusammenhängt. Es geht einher mit einem gesünderen Umgang mit stressigen Umständen. Je mehr Sie mit sich selbst mitfühlen können, desto besser kommen Sie mit schmerzhaften Gefühlen und Gedanken zurecht, statt diese zu vermeiden oder wegzudrängen. Darüber hinaus hat Selbstmitgefühl – wissenschaftlich erwiesen – positive Auswirkungen auf das Immun- und Hormonsystem und die Veränderung des Lebensstils.

Aber was ist nun Selbstmitgefühl? Das erfahren Sie am besten mithilfe einer kleinen Übung: Nehmen Sie eine bequeme Position ein. Schließen Sie die Augen. Achten Sie, wie bei der Achtsamkeitsübung gerade eben, erst einmal nur auf Ihren Atem. Nach ein paar Minuten legen Sie eine Hand auf Ihre Herzregion. Spüren Sie, wie es sich anfühlt. Nach einer Weile können Sie beide Arme um sich schlingen und ebenfalls einmal spüren, wie sich dies anfühlt.

Wenn Sie sich noch mehr mit Selbstmitgefühl befassen möchten, wäre vielleicht ein Kurs in Mindful Self-Compassion (MSC) etwas für Sie. Suchen Sie nach erfahrenen Trainern. Besuchen Sie vorher möglichst einen MBSR-Kurs, denn diese bauen aufeinander auf.

Selbst heißt nicht allein

Wir brauchen andere, um Wertschätzung und Zugehörigkeit zu erfahren. Und manchmal auch, um Hilfe zu erhalten.

Ziel dieses Buches ist es, Ihnen alles an die Hand zu geben, was Sie brauchen, um Selbstfürsorge zu erlernen. Sie können Ihr ganz persönliches Self-Care-Programm zusammenstellen und erfahren, wie Sie es schaffen, es auch tatsächlich umzusetzen. All das können Sie allein tun. Zugleich gilt aber auch: Zur guten Selbstfürsorge gehören immer auch andere. Dies bezieht sich einerseits auf die große

Bedeutung, die soziale Kontakte für unser Wohlbefinden haben, andererseits darauf, dass Selbstfürsorge auch bedeuten kann, sich ehrlich einzugestehen, dass man etwas nicht allein schafft. Auf beide Aspekte geht dieses Kapitel ein.

Wie wichtig das Zusammensein mit anderen für unsere Gesundheit ist, zeigt besonders eindrucksvoll eine Beobachtung, die als der „Roseto-Effekt" bekannt wurde. Roseto ist eine Stadt im US-Bundesstaat Pennsylvania, in der überwiegend italienische Einwanderer lebten. Der amerikanische Psychiater Stewart Wolf führte in den 1960er-Jahren eine Untersuchung zu den Todesursachen in dieser Stadt durch und kam dabei zu einem sehr überraschenden Ergebnis. Er stellte fest, dass die Sterblichkeitsrate durch Herzerkrankungen besonders niedrig war (wobei der Fokus auf Männer unter 55 Jahren lag). Zudem waren in Roseto Drogendelikte oder Alkoholismus kaum vorhanden. Die Todesrate durch Krankheiten war damals insgesamt um 35 Prozent niedriger als im übrigen Land.

Was war das Geheimnis dieser Stadt? War Roseto etwa ein Tummelplatz sportbegeisterter Gemüse-Fans, die jeden ärztlichen Rat übergenau befolgten? Nein, im Gegenteil: Die Menschen in Roseto ernährten sich nicht besonders gesund, viele waren übergewichtig und noch dazu starke Raucher. Einzig und allein ihr Sozialverhalten fiel positiv auf. Sie lebten mit mehreren Generationen unter einem Dach, waren gesellig und gingen fürsorglich miteinander um. In der Studie kam heraus, dass dieses fürsorgliche Verhalten den entscheidenden Schutzeffekt hatte – den Roseto-Effekt.

Interessant ist dabei auch, dass dieser Effekt verschwand, als die Bewohner von Roseto ihr traditionelles Familienleben aufgaben und sich dem üblichen amerikanischen Lebensstil annäherten.

DAS HORMON FÜRS MITEINANDER: Beim Geben und Empfangen von Zuwendung wird Oxytocin ausgeschüttet, ein Hormon, das auch für die Bindung zwischen Mutter und Säugling eine wichtige Rolle spielt. Oxytocin hat viele positive Auswirkungen. Es verlangsamt die Atmung und den Herzschlag und bringt unser vegetatives Nervensystem in einen Entspannungszustand.

Neuere Studien bestätigen den Roseto-Effekt: Menschen mit starken sozialen Bindungen haben eine doppelt so hohe Wahrscheinlichkeit, länger zu leben, als diejenigen mit schwachen sozialen Bedingungen. Die Effekte sind sogar noch höher als bei den üblichen Risikofaktoren wie Rauchen oder Alkoholkonsum. Wichtig ist insbesondere die Stärke der sozialen Bindungen.

Was immer Sie also tun, suchen Sie Gleichgesinnte, tauschen Sie sich aus, unterstützen Sie sich gegenseitig. Das gilt auch für Ihr Vorhaben, Ihr Leben selbstfürsorglicher zu gestalten. Insbesondere, wenn Sie sich neue Vorsätze vornehmen, hilft es sehr, wenn Sie anderen davon erzählen oder sich beispielsweise einer Gruppe anschließen, um gemeinsam joggen zu gehen. Vielleicht kennen Sie auch jemanden, für den das Thema Selbstfürsorge ebenfalls gerade wichtig ist. Unterhalten Sie sich öfter über das Thema, vielleicht fallen Ihnen Dinge ein, die Sie gemeinsam tun könnten, um Ihre Selbstfürsorgekompetenz zu stärken. Probieren Sie es aus!

Zusammensein, das guttut

Soziale Kontakte sind also gesund und tun uns auf vielen Ebenen gut. Aber dafür reicht es natürlich nicht, einfach nur irgendwie „unter Leute" zu kommen. Auch in einem Raum voller Menschen kann man sich einsam fühlen. Damit das Miteinander zu einer angenehmen, stärkenden Erfahrung wird, kommt es darauf an, mit den richtigen Leuten zusammen zu sein – und auf die richtige Art.

Wir können nur dann wirklich wir selbst und authentisch sein, wenn wir uns verstanden fühlen. Kennen Sie solche Situationen? Welche Menschen geben Ihnen dieses Gefühl? Das sind die Menschen, mit denen Sie möglichst viel Zeit verbringen sollten. Vielleicht fallen Ihnen aber auch Menschen ein, in deren Gegenwart Sie sich unwohl fühlen, sich immer wieder selbst zurücknehmen, einfach nicht Sie selbst sind. Dann hat dies höchstwahrscheinlich damit zu tun, dass die Beziehungsebene zwischen Ihnen und diesen Menschen nicht stimmt. Eventuell sind das die Menschen, die Sie loslassen sollten – mehr dazu lesen Sie ab Seite 120.

Doch bei sozialen Kontakten geht es eben nicht nur um das „Wer", sondern auch um das „Wie". Hier kann Achtsamkeit eine große Hilfe sein. Üben Sie dazu bei nächster Gelegenheit einmal, achtsam zu kommunizieren. Was ist das? Viele denken hier zunächst an aufmerksames Zuhören. Das ist ein wichtiger Teil und eine gute Übung, gerade dann, wenn Sie tendenziell schnell und viel reden. Nehmen Sie sich dazu bewusst Zeit, hören Sie Ihrem Gegenüber aufmerksam zu, unterbrechen Sie wenig, unterstützen Sie das

Gesagte mit vielen nonverbalen Ermunterungen, wie einem zustimmenden Nicken, einem freundlichen Lächeln oder dem direkten Blickkontakt. Sie werden sehen, wie sich allein dadurch schon die Gesprächsatmosphäre verbessert.

! **HANDY WEG! Ertappen Sie sich manchmal dabei, wie Sie während eines Gesprächs aufs Smartphone sehen? Das ist nicht nur unhöflich, sondern in Sachen achtsamer Kommunikation ein echtes No-Go! Lassen Sie daher Ihr Smartphone bei Gesprächen in der Tasche und konzentrieren Sie sich voll und ganz auf Ihr Gegenüber.**

Zum achtsamen Kommunizieren gehört jedoch noch mehr als Zuhören: Achten Sie auch darauf, welche Worte Sie selbst wählen und benutzen, hören oder lesen. Denn Worte erzeugen im Gehirn Bilder und Bilder erzeugen Emotionen. Ähnliches lässt sich auf Ihre Kommunikation mit anderen übertragen: Teilen Sie mit den Menschen, die Ihnen nahestehen, Freud und Leid. Passen Sie aber beim Leid auf, dass es nicht zu viel Raum einnimmt. Denn zu langes Verharren in einer Negativspirale löst negative Emotionen und Stress aus. Sprechen Sie lieber darüber, wie Sie die Probleme, vielleicht sogar gemeinsam, lösen könnten, und würdigen Sie gemeinsam auch die schönen Dinge des Lebens.

Wenn Sie allein nicht weiterkommen

Wie eingangs angedeutet, hat „Selbst heißt nicht allein" noch eine zweite wichtige Bedeutung: Es gibt Situationen, in denen heißt Selbstfürsorge, anzuerkennen, dass man Unterstützung benötigt. Das betrifft unter anderem körperliche Erkrankungen. Dass diese ab einem gewissen Punkt ärztlich abgeklärt werden sollten, ist den meisten in der Theorie klar. In der Praxis wird der Arztbesuch oft aber doch erschreckend lange aufgeschoben. Der Rat hierzu ist simpel: Wenn Sie das Gefühl haben, dass Sie wegen bestimmter Beschwerden mal zum Arzt sollten, gehen Sie hin, und zwar bald. Da die Wartezeiten zum Teil sehr lang sind, machen Sie am besten eine kurze Lesepause, um jetzt sofort einen Termin zu vereinbaren.

ZU VIEL STRESS? DAS SIND DIE WARNSIGNALE

Ist Ihr Stresslevel zu hoch? Überlegen Sie, welche der folgenden Warnsignale in der letzten Woche bei Ihnen aufgetreten sind.

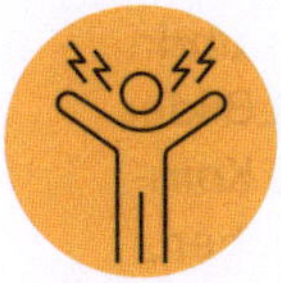

Körperliche Signale: Herzklopfen/Herzstiche, Engegefühl in der Brust, Atembeschwerden, Einschlafstörungen, Müdigkeit, Verdauungsbeschwerden, Magenschmerzen, Appetitlosigkeit, sexuelle Probleme, Muskelverspannungen, Kopfschmerzen, Rückenschmerzen, kalte Hände/Füße, starkes Schwitzen

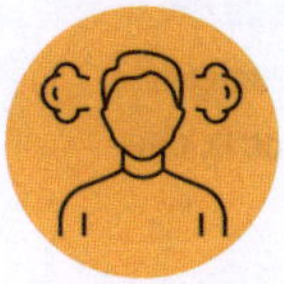

Emotionale Signale: Nervosität, innere Unruhe, Gereiztheit, Ärgergefühle, Angstgefühle, Versagensängste, Unzufriedenheit/Unausgeglichenheit, Lustlosigkeit (auch sexuell), innere Leere, „ausgebrannt sein"

Kognitive Signale: ständig kreisende Gedanken/Grübeleien, Konzentrationsstörungen, Leere im Kopf („Blackout"), Tagträume, Albträume, Leistungsverlust/häufige Fehler

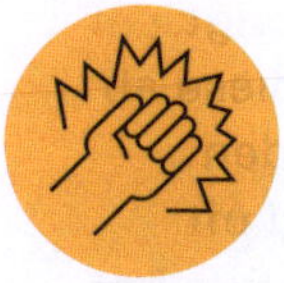

Signale im Verhalten: aggressiv gegenüber anderen („aus der Haut fahren"), Fingertrommeln, Füße scharren, zittern, Zähne knirschen, schnelles Sprechen oder stottern, andere unterbrechen, nicht zuhören können, unregelmäßig essen, Konsum von Alkohol (oder Medikamenten) zur Beruhigung, private Kontakte „schleifen lassen", mehr Rauchen als gewünscht, weniger Sport und Bewegung als gewünscht

VORSORGETERMINE WAHRNEHMEN: Auch wenn Sie keine akuten Beschwerden haben, sollten Sie regelmäßig Vorsorgetermine wahrnehmen. Kontrolltermine beim Zahnarzt, Krebsvorsorgeuntersuchungen und allgemeine Gesundheits-Check-ups sind entscheidend, um gesundheitliche Probleme frühzeitig zu erkennen. Diese Termine sind daher ein zentraler Bestandteil Ihrer Selbstfürsorge.

Ein weiterer wichtiger Aspekt Ihrer Gesundheit ist der Umgang mit Stress, da dauerhafter Stress ein erhebliches Gesundheitsrisiko darstellen kann. Hierzu finden Sie in diesem Buch ein eigenes ausführliches Kapitel (Seite 42). Gut ist auch ein Blick in den Ratgeber „Stress positiv nutzen" der Stiftung Warentest. Um erst einmal einzuschätzen zu können, wie belastet Sie durch Stress bereits sind, sollten Sie sich die Zeit nehmen, die von Gert Kaluza formulierten Warnsignale für Stress auf Seite 27 zu überprüfen.

Stress kann nicht nur körperliche Beschwerden verschlimmern, sondern auch das Risiko für psychische Erkrankungen wie Depression oder Burn-out erhöhen. Diese Erkrankungen werden oft durch Stress ausgelöst oder verstärkt und erfordern ebenso professionelle Hilfe. Dieser Schritt fällt oft schwerer als bei körperlichen Krankheiten, nicht nur, weil man sich eingestehen muss, dass man ein Problem hat, sondern auch, weil psychische Erkrankungen oft mit Scham, Angst oder dem Gefühl von Schwäche verbunden sind. Dabei handelt es sich um Erkrankungen wie jede andere Krankheit auch. Sie sollten ernst genommen und behandelt werden und sind kein Zeichen von persönlichem Versagen.

Vielleicht gibt es in Ihrem Leben immer wieder Momente und Stimmungen, in denen es Ihnen gar nicht gut geht, in denen Sie sich emotional belastet fühlen und mit sich selbst hadern. Das darf sein. Solche Gefühle sind Teil der menschlichen Erfahrung und grundsätzlich normal. Falls diese Stimmungen jedoch über mehrere Tage oder gar Wochen anhalten, kommen Sie vermutlich allein mit den Übungen und Strategien aus diesem Buch nicht weiter, und es ist erforderlich, sich professionelle Hilfe zu holen. Das gilt insbesondere auch für Personen, die in ihrer Biografie traumatische Erlebnisse hatten und denen es deshalb schwerfällt, gut zu sich selbst zu sein und sich mit Mitgefühl zu begegnen.

Wichtig ist, sich klarzumachen: Sie müssen nicht erst selbst eine Diagnose stellen (und sollten das auch gar nicht), um sich mit seelischen Problemen an Fachleute zu wenden. Allein schon der Verdacht, beispielsweise eine Depression zu haben, ist ein guter Grund, sich Hilfe zu holen – ebenso das Gefühl, einfach nicht mehr zu können. Sie finden hilfreiche Patienteninformationen beispielsweise bei der Bundeszentrale für gesundheitliche Aufklärung, der Bundesärztekammer, beim Institut für Qualität und Wirtschaftlichkeit im Gesundheitswesen (IQWiG) oder beim ärztlichen Zentrum für Qualität in der Medizin (ÄZQ). Auch die Deutsche Depressionshilfe sowie die Telefonseelsorge und Krisendienste bieten Unterstützung an. Alle Institutionen sind auch im Internet vertreten. Weitere nützliche Websites sind dptv.de und arztsuche.116117.de, über die Terminvereinbarungen vorgenommen werden können. Auch der Ratgeber „Hilfe bei Depressionen" von der Stiftung Warentest bietet einen guten Überblick und weiterführende Informationen.

Für den ersten Schritt ist jedoch gar keine Recherche nötig! Wenn es Ihnen schlecht geht, holen Sie sich professionelle Hilfe und wenden Sie sich am besten zunächst an Ihren Hausarzt. Sollten Sie das Gefühl haben, an Ihrer Belastungsgrenze zu stehen, sich täglich durch den Tag kämpfen zu müssen oder keine Freude mehr am Leben zu empfinden, ist es entscheidend, dass Sie sich selbst mit der notwendigen Fürsorge begegnen: Lassen Sie sich helfen.

DAS IST SELBST-FÜRSORGE

Selbstfürsorge steht und fällt mit einem gesundheitsbewussten Verhalten und der Frage nach der Umsetzung. Bleiben Sie am Ball, dann haben Sie die Verhaltensweisen bald automatisiert und steigern Ihr Wohlbefinden.

Das Pflicht-programm

Ernährung, Bewegung, Regeneration, Stressmanagement und soziale Kontakte sind die fünf Säulen Ihrer Selbstfürsorge.

Sind Sie über die Überschrift dieses Kapitels gestolpert? Vielleicht ist Ihnen der Begriff „Pflicht" eher unsympathisch, weil Sie dabei an die vielen privaten und beruflichen Verpflichtungen denken, die Sie oft von Ihrer Selbstfürsorge abhalten. Doch genau deshalb ist es wichtig anzuerkennen, dass es auch ein Pflichtprogramm der Selbstfürsorge gibt: Die Bereiche, die in diesem Kapitel in den Blick genommen werden, sind nämlich ebenso wichtig wie Ihre täglichen Aufgaben – oder sogar wichtiger. Zudem gibt Ihnen das Pflichtprogramm eine Orientierung, was Selbstfürsorge in der Praxis bedeutet.

Die beiden wichtigsten Faktoren sind die Erfüllung unserer Grundbedürfnisse (Seite 7) und unsere Gesundheit. Für Letztere sind fünf Säulen besonders relevant: Ernährung, Bewegung, Regeneration, Stressmanagement und soziale Unterstützung. Alle fünf Säulen sind sowohl für die körperliche als auch für die psychische Gesundheit von Bedeutung.

Die Gemeinsamkeit dieser fünf Säulen besteht darin, dass ihre jeweilige negative Ausgestaltung (zum Beispiel Bewegungsmangel, Schlafmangel oder soziale Isolation) für das Eintreten einer Vielzahl von körperlichen und psychischen Erkrankungen verantwortlich ist und letztlich sogar das Sterberisiko erhöht. In diesem Zusammenhang spielt die Psychosomatik eine wesentliche Rolle, da sie die Verbindung zwischen körperlicher und psychischer Gesundheit verdeutlicht. Psychosomatik betrachtet die Wechselwirkungen zwischen unseren Gedanken, Emotionen und körperlichen Symptomen und wie diese Wechselwirkungen zur Entstehung und Aufrechterhaltung von Krankheiten beitragen können. Sie zeigt, wie psychische Vorgänge sich positiv oder negativ auf unseren Körper auswirken können und umgekehrt. Ein besseres Verständnis dieser Zusammenhänge kann uns helfen, ganzheitlich für unsere Gesundheit zu sorgen

FÜNF SÄULEN DER GESUNDHEIT

Gut für sich sorgen – was heißt das genau? Eine Orientierung geben fünf Säulen, sie bilden das Self-Care-Pflichtprogramm.

Ernährung: Gesund, abwechslungsreich und bewusst essen. Genug trinken. Den Genuss nicht vergessen.

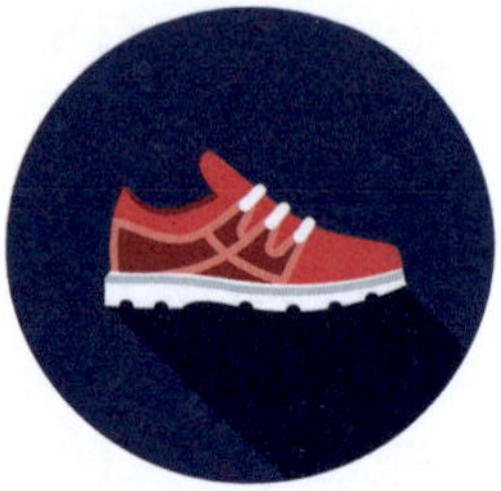

Bewegung: Für Bewegung im Alltag sorgen, regelmäßig Sport machen, am besten an der frischen Luft.

Regeneration: Ausreichend schlafen, auf gute Schlafhygiene achten, genügend Ruhepausen einplanen.

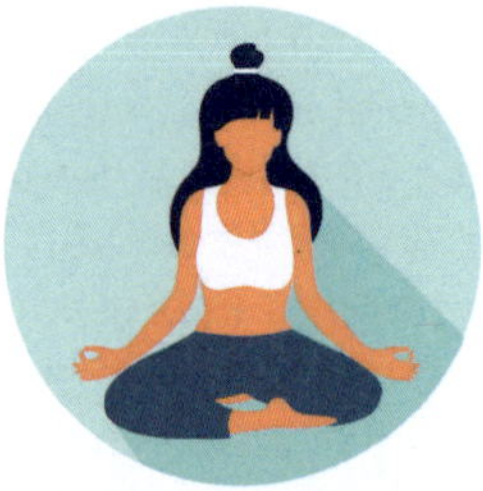

Stressmanagement: Stress so weit wie möglich reduzieren, für Ausgleich und Entspannung sorgen.

Soziale Unterstützung: Freundschaften und andere Beziehungen pflegen, die guttun, Zeit für gemeinsame Aktivitäten.

und sowohl körperliches als auch psychisches Wohlbefinden zu fördern. Geben Sie Ihrer Psyche einen gesunden Ort zum Wohnen und nutzen Sie das Wissen, dass sich ein gesunder widerstandsfähiger Körper immer auch positiv auf die Psyche auswirkt.

Der Säule „Soziale Unterstützung“ wurde bereits das Kapitel „Selbst heißt nicht allein“ (ab Seite 23) gewidmet, weshalb im Folgenden die anderen vier Bereiche im Fokus stehen. Zu jedem Thema bietet Ihnen dieses Buch eine kompakte Zusammenstellung der wichtigsten Empfehlungen und konzentriert sich auf die Selbstfürsorgeaspekte dieser Bereiche, verbunden mit Tipps, die Sie sofort umsetzen können. Los geht's!

Selbstfürsorglich essen und trinken

Wer sich gesund ernährt, fühlt sich besser. Es geht dabei nicht nur darum, was wir essen, sondern auch um das Wie.

Das Sprichwort „Man ist, was man isst“ bringt es auf den Punkt: Ihre Ernährung ist essenziell. Was Sie essen, beeinflusst nicht nur, ob Sie zu- oder abnehmen, sondern auch, wie müde oder fit Sie sich fühlen und wie es Ihnen emotional geht, da bestimmte Nährstoffe die Gehirnfunktion und die Stimmung regulieren können. Jeder kennt das klassische „Schnitzelkoma“, wenn die Mittagsportion zu üppig ausgefallen ist, oder das gute Gefühl, das ein Stück Schokolade auslöst, weil es dafür sorgt, dass das Glückshormon Dopamin ausgeschüttet wird. Schokolade zu essen gehört zwar nicht zum Ernährungspflichtprogramm, ist aber, um das vorwegzunehmen, nicht strikt verboten, da eine gesunde Ernährung durchaus auch bewussten Genuss beinhaltet.

Die wichtigsten Grundregeln

Was genau ist nun aber gesunde Ernährung? Einerseits gibt es ganze Regalreihen von Ratgebern, die versuchen, eine Antwort auf diese Frage zu geben. Andererseits existiert ein gewisses Allgemeinwissen zum Thema Ernährung – etwa: viel Obst und vor allem Gemüse, wenig Zucker und verarbeitete Lebensmittel usw. –, mit dem Sie, wenn Sie sich daran halten, schon sehr gut beraten sind.

Generell lässt sich sagen: Gesunde Ernährung ist abwechslungsreich und ausgewogen. Eine Orientierung gibt die Deutsche Gesellschaft für Ernährung (DGE, www.dge.de). Deren neueste Empfehlungen aus dem Jahr 2024 raten zu einer nachhaltigeren Ernährungsweise, der Gesundheit, aber ebenso der Umwelt zuliebe. Demnach sollten Sie viele pflanzliche Produkte essen, Süßigkeiten stehenlassen und eine Handvoll Nüsse täglich sowie mindestens ein Mal wöchentlich Hülsenfrüchte zu sich nehmen. Milchprodukte reichen zwei Mal täglich, ihr Fleischkonsum sollte sich auf maximal 300 Gramm pro Woche beschränken. Auch hier gilt wieder: Wenn es mit der gesunden Ernährung nicht klappt, liegt das meist nicht am fehlenden Wissen.

TRINKEN NICHT VERGESSEN! Zur gesunden Ernährung gehört auch das Trinken. Die DGE empfiehlt Erwachsenen 1,5 Liter täglich, am besten Wasser oder Tee. Eine ausreichende Flüssigkeitszufuhr ist wichtig für die Regulierung der Körpertemperatur, für Stoffwechselprozesse, die Ausscheidung von Abfallstoffen und die Funktion vieler lebenswichtiger Organe.

Wir wollen an dieser Stelle gar nicht im Detail darauf eingehen, welche Lebensmittel gesund sind und welche nicht. Sich genauer damit zu befassen, lohnt sich vor allem dann, wenn Sie neben einer generell gesunden Ernährung ein bestimmtes Ziel verfolgen – etwa abnehmen wollen – oder beispielsweise aufgrund einer Erkrankung besondere Ernährungsempfehlungen einhalten sollen. Dann gilt: Informieren Sie sich über seriöse, wissenschaftlich fundierte Ernährungskonzepte. Werden Sie skeptisch, wenn Ihnen Wunderkuren oder ein einziges „Superfood" als Allheilmittel angepriesen werden. Falls das Thema Ernährung für Sie besonders relevant oder auch schwierig ist, kann es sinnvoll sein, mit Ihrem Hausarzt darüber zu sprechen oder eine Ernährungsberatung in Erwägung zu ziehen.

Bewusst und achtsam essen

Bei der selbstfürsorglichen Ernährung geht es nicht nur darum, was Sie essen, sondern auch um das Wie: Essen Sie, wenn Sie Hunger haben und wenn Ihre innere Uhr danach verlangt. Hören Sie auf zu essen, wenn Sie satt sind. Klingt banal? Tatsächlich fällt das vielen Menschen schwer, weil sie die entsprechenden Signale ihres Körpers nicht (mehr) wahrnehmen. Das beginnt beim Hungergefühl, geht weiter über ein Gefühl dafür, was Ihr Körper gerade benötigt (frisches Obst oder lieber eine sättigende Hauptmahlzeit?), und hört beim Sättigungsgefühl auf. Werden diese Signale dauerhaft ignoriert, kann sich das ungünstig auf die mentale Gesundheit, die Stoffwechselprozesse und die Magen-Darm-Tätigkeit auswirken.

Um diese Signale wahrzunehmen und insbesondere das Sättigungsgefühl als „Stopp-Signal" ernst nehmen zu können, ist es empfehlenswert, sich beim Essen Zeit zu nehmen. Das heißt beispielsweise auch, dass Sie Ihr Essen ausführlich kauen sollten, denn das fördert die Verdauung und verbessert die Nährstoffaufnahme. Essen Sie daher langsam und in entspannter Atmosphäre, sodass Sie die Mahlzeit mit allen Sinnen genießen können.

„To go" ist daher nicht empfehlenswert. Das gilt fürs klassische Fast Food, das bekanntlich ohnehin nicht gesund ist, aber auch für eigentlich gesunde Mahlzeiten: Essen Sie nicht, während Sie einer anderen Tätigkeit nachgehen, etwa zum Zug eilen, arbeiten oder fernsehen. Denn da ist das Risiko hoch, dass Sie wichtige Signale wie zum Beispiel das Sättigungsgefühl nicht wahrnehmen.

Langsam und genussvoll zu essen, können Sie üben. Das Schöne daran: Für ein solches Genusstraining dürfen Sie sich sogar ein Stück Schokolade gönnen! Wählen Sie dazu am besten eine hochwertige Schokolade aus, idealerweise mit hohem Kakaoanteil, und suchen Sie sich einen ruhigen Ort ohne Ablenkungen. Packen Sie die Schokolade langsam und bewusst aus und hören Sie genau hin, wie das Papier knistert. Betrachten Sie zunächst das Stück Schokolade ganz genau. Riechen Sie dann an der Schokolade. Um sich vollkommen auf den Geruch zu fokussieren, können Sie die Augen schließen. Brechen Sie ein Stück ab: Wie klingt das Knacken? Beschreiben Sie in Gedanken, wie sich die Schokolade zwischen Ihren Fingern anfühlt. Legen Sie das Stück Schokolade auf die Zunge, lassen Sie es langsam schmelzen und konzentrieren Sie sich nur auf den Geschmack und die Textur. Achten Sie auf das Gefühl der Zufriedenheit und Entspannung, das sich bei der Übung einstellt.

Natürlich ist es weder nötig noch alltagstauglich, jede Mahlzeit wie in dieser Übung in Zeitlupe einzunehmen. Es bietet sich aber an, diese Übung hin und wieder durchzuführen – gern auch mit anderen Lebensmitteln. Sie können sich zudem vornehmen, bei jedem Essen mindestens den ersten Bissen ausführlich und bewusst zu sich zu nehmen. Überlegen Sie sich doch einfach, wann Sie ungestört und achtsam essen können, oder führen Sie es als Familienritual ein.

Besser essen mit Routinen

Rituale und Routinen können eine selbstfürsorgliche Ernährung fördern. Das bedeutet beispielsweise, dass immer zu gleichen, regelmäßig über den Tag verteilten Zeiten gegessen wird, sodass sich Ihre innere Uhr und Ihr Stoffwechsel darauf einstellen können. Unregelmäßige Zwischenmahlzeiten sind ungünstig, sie bringen den Stoffwechsel aus dem Gleichgewicht. Ist hingegen alles in Balance, fällt unter anderem das Abnehmen leichter, die Schlafqualität verbessert sich und auch das Risiko für Herz-Kreislauf-Erkrankungen und Diabetes sinkt. Sie fühlen sich dann generell fitter und wacher.

Zu den Routinen gehört es auch, die Umgebungsfaktoren so anzupassen, dass es leichtfällt, beispielsweise regelmäßig Wasser zu trinken oder nicht vor dem Bildschirm zu essen. Stellen Sie ein Glas Wasser neben das Bett oder an das Waschbecken, damit Sie gleich am Morgen Ihren Wasserhaushalt auffüllen können. Stellen Sie außerdem einen Krug Wasser auf den Schreibtisch, um Ihr Glas leicht nachfüllen zu können. Richten Sie sich einen schönen Mittagstisch außerhalb des Arbeitsplatzes ein, um in der Pause bewusst eine Mahlzeit einzunehmen, oder verabreden Sie sich mit Kolleginnen und Kollegen zum Mittagessen.

Aber Vorsicht: Routinen und eine bewusste Auseinandersetzung mit dem eigenen Essverhalten sind sinnvoll, sollten aber nicht in Druck oder Zwang ausarten. Sie müssen sich weder einen Wecker für die Mahlzeiten stellen noch einen strikten Speiseplan einhalten. Selbstfürsorge bedeutet auch, es gelassen zu nehmen, wenn Sie doch mal an einem stressigen Tag spontan unterwegs einen Schokoriegel gegessen oder abends beim Fernsehen zur Chipstüte gegriffen haben. Wer sich generell gesund ernährt, dem schaden ein paar Ausnahmen nicht, Selbstvorwürfe sind unnötig. Lesen Sie dazu auch das Kapitel „Bitte kein Selbstoptimierungsstress!" (Seite 76).

Bewegung: Eine echte Wunderpille

Sich ausreichend zu bewegen, ist ein Schlüssel zu Wohlbefinden und Gesundheit. Hilfreich ist Sport, aber auch ein bewegter Alltag.

Bei der Ernährung gibt es, wie Sie erfahren haben, kein Patentrezept, kein einzelnes Superfood, das als Wundermittel wirkt. Beim Thema Bewegung sieht das etwas anders aus: Ausreichende Bewegung kann tatsächlich als „Wunderpille" bezeichnet werden! Es ist wissenschaftlich erwiesen, dass aerobes Ausdauertraining das Risiko für mindestens 35 Krankheiten verringert, darunter Herz-Kreislauf-Erkrankungen, Bluthochdruck, Typ-2-Diabetes und Demenz. Bestehen bereits Erkrankungen, kann Bewegung deren Fortschreiten verringern und Symptome mildern oder gar verschwinden lassen.

Erfreulicherweise ist es dazu keineswegs nötig, sportliche Höchstleistungen zu erbringen. Als aerobes Ausdauertraining werden alle Ausdauersportarten bezeichnet, darunter viele bekannte und einfach durchzuführende Sportarten wie Gehen, Radfahren, Joggen, Nordic Walking oder Schwimmen. Wichtig ist die Regelmäßigkeit. Eine Orientierung gibt die Weltgesundheitsorganisation (WHO): Sie empfiehlt pro Woche 150 Minuten aerobes Ausdauertraining bei mittlerer Intensität.

WAS BEDEUTET „MITTLERE INTENSITÄT"? Gemeint ist eine Belastungsstufe, bei der Ihre Herzfrequenz auf 65 bis 75 Prozent des Maximums ansteigt. Sie sollten sich noch unterhalten können, ohne außer Atem zu sein. Beispiele sind zügiges Gehen oder leichtes Joggen. „Hohe Intensität" bedeutet 75 bis 95 Prozent der maximalen Herzfrequenz. Dabei fällt das Sprechen schwerer, etwa beim schnellen Laufen oder intensiven Intervallen wie beim hochintensiven Intervalltraining (HIIT).

Die Alternative für alle, die sich gern mal so richtig „auspowern", ist das Training bei hoher Intensität – dann reichen schon 75 Minuten pro Woche aus. Auf den Tag umgerechnet sind das lediglich 21 Minuten oder beim intensiven Training elf Minuten. Das schaffen Sie doch, oder? Natürlich sind diese Angaben nur Richtwerte, im echten Leben kommt es nicht auf die einzelne Minute an. Sie können auch zwischen intensivem und weniger intensivem Training wechseln.

Noch mehr Motivation!

Möchten Sie nun am liebsten eine Bewegungspause einlegen oder sich mit jemandem zum Sport verabreden? Sehr gut, dann tun Sie das. Für alle, die von der Wunderpille Bewegung noch nicht ganz überzeugt sind, folgen hier ein paar weitere, motivierende Fakten: Körperliche Bewegung bewirkt die Bildung und Freisetzung einer Vielzahl von hormonähnlichen Botenstoffen (Myokinen) in den Muskelzellen, die nachweislich positive Wirkungen an nahezu allen Organsystemen entfalten. So vermitteln Myokine die Kommunikation zu anderen Organen, wie dem Fettgewebe, den Knochen, der Leber, dem Darm, der Bauchspeicheldrüse, der Haut und dem Gehirn. Sie haben einen positiven Einfluss auf die geistige Leistungsfähigkeit, den Fett- und Zuckerstoffwechsel, die Knochenbildung und die Hautstruktur. Zudem können Stresshormone am besten durch Bewegung mit moderater Intensität abgebaut werden. So können die Folgen von Stress gut abgemildert werden.

SCHLECHT SCHLAFEN DURCH SPORT? Besonders intensive Belastungen oder sehr lange Sporteinheiten (je nach Trainingszustand mehr als zwei Stunden) führen eher zu einer zusätzlichen Ausschüttung von Stresshormonen. Das kann sich negativ auf den Schlaf auswirken. Wer intensiv trainieren möchte, sollte das daher besser morgens oder tagsüber tun.

Vielleicht haben Sie diese Erfahrung schon gemacht: Nach einem anstrengenden Tag glauben Sie, keine Energie mehr für Sport zu haben. Haben Sie es doch geschafft, sich aufzuraffen, fühlen Sie sich hinterher viel besser und voller Energie. Woran liegt das? Durch die körperliche Bewegung gelangt vermehrt Blut zu den beanspruchten

Geweben und damit Sauerstoff in die Zellen. Auch der Stoffwechsel wird beeinflusst. Die Blutzuckerwerte, die Blutfettwerte und der Stresshormonpegel sinken, gleichzeitig steigt die Produktion von „Glückshormonen" wie Endorphinen und Serotonin an.

Da Sport nachweislich die Gemütslage verbessert, beinhaltet auch die Nationale Versorgungsleitlinie zur Behandlung von Depressionen eine entsprechende Empfehlung: Bewegung (aerobes Ausdauertraining, Krafttraining oder eine Kombination beider Trainings) ist als zusätzliche Maßnahme zu medikamentöser Behandlung und Psychotherapie sinnvoll, bei nur leichter Depressionssymptomatik kann sie sogar als alleinige Form der Behandlung infrage kommen.

Sitzen ist das neue Rauchen

Sitzen ist quasi das Gegenstück von dem, was wir allgemein als „Bewegung" bezeichnen. Studien zeigen, dass selbst bei Personen, die das von der WHO empfohlene Sportpensum absolvieren, eine tägliche Sitzzeit von mehr als acht Stunden zu einer Erhöhung des Sterblichkeitsrisikos von 20 bis 30 Prozent führt. Wichtig ist also nicht allein Sport im engeren Sinne – etwa eine Joggingrunde –, sondern ebenso die „ganz normale" Bewegung im Alltag.

Wenn Sie zu den Menschen gehören, die beruflich viel sitzen müssen (Überlegen Sie: Müssen Sie wirklich?), sollten Sie hier durch ausreichend körperliche Aktivität gegensteuern. Sitzen Sie zum Beispiel acht Stunden am Tag (Achtung, hierzu zählt nicht nur die Zeit auf der Arbeit, sondern beispielsweise auch die vorm Fernseher!), dann sollten Sie zwischendurch regelmäßig aufstehen und sich zum Ausgleich 60 Minuten am Tag bewegen. Keine Sorge: Damit ist keine Stunde hartes Training gemeint, es reicht schon ein Spaziergang. Als Richtlinie kann die Empfehlung von 10 000 Schritten pro Tag dienen. Mithilfe eines Schrittzählers auf dem Smartphone oder der Smartwatch können Sie prüfen, ob Sie dieses Ziel erreichen. Entscheidend für Ihre Gesundheit sind weniger die kleinen Schritte (ins Bad, zum Kühlschrank …), vielmehr fördern vor allem kleine Spaziergänge das Herz-Kreislauf-System optimal. Der gute alte Rat, das Auto öfter mal stehen zu lassen, ist hier Gold wert: Wer einige Wege, etwa zur Arbeit, zur Schule oder Kita oder zum Supermarkt, zu Fuß zurücklegt, baut diese Spaziergänge ganz automatisch in seinen Alltag ein. Daneben gibt es noch zahlreiche weitere Aktivitäten, die Bewegung in Ihren Alltag bringen, etwa Haus- und Gartenarbeit, oder auch die bewusste Entscheidung, möglichst oft die Treppe anstelle des Aufzugs zu nutzen. Überlegen Sie, wie aktiv Ihr Alltag bisher ist und welche Möglichkeiten Sie haben, sich noch mehr zu bewegen.

SCHWEINEHUND? VON WEGEN! Besonders leicht haben es Hundebesitzer, für die die regelmäßige „Gassirunde" ohnehin Pflicht ist. Wenn Sie keinen Hund haben, aber Vierbeiner mögen, kann es eine Überlegung wert sein, Hundebesitzern aus der Nachbarschaft oder einem Tierheim Unterstützung anzubieten.

Es kann helfen, einen Blick auf Ihre Ressourcen in Sachen Sport und Bewegung zu werfen. Ressourcen sind generell das, was wir zur Bewältigung alltäglicher Anforderungen – in diesem Fall: sich mehr bewegen – benötigen. Sie können in verschiedene Bereiche unterteilt werden. Eine Übersicht finden Sie auf der nächsten Seite. Mit den bestehenden und benötigten Ressourcen sollten Sie sich bewusst auseinandersetzen, um sie zu nutzen und zu entwickeln. Das wirkt sich nicht nur positiv auf das Selbstwertgefühl aus, sondern motiviert auch, eine Verhaltensänderung tatsächlich umzusetzen. Mehr darüber, wie Sie Ziele erreichen, erfahren Sie ab Seite 85.

Wann ist Sport selbstfürsorglich?

Hinterfragen Sie zunächst, warum Sie Sport treiben möchten: Wollen Sie abnehmen oder an einem Wettkampf teilnehmen? Oder wollen Sie sich etwas Gutes tun, einen Ausgleich zum stressigen Alltag schaffen? Selbstfürsorglich ist vor allem die Antwort, etwas für die eigene Gesundheit zu tun. Ein schöner Nebeneffekt ist, dass Sie den eigenen Körper dabei besser kennenlernen. Denn wie Sie bereits erfahren haben, können Sie besser auf Ihre Bedürfnisse reagieren, wenn Sie die Signale Ihres Körpers wahrnehmen. Trainieren Sie also achtsam, horchen Sie regelmäßig in sich hinein.

Eine gute Vorübung hierfür ist der Body-Scan aus der MBSR. Das geht so: Kommen Sie zur Ruhe. Lassen Sie die Atemluft ruhig in den Bauchraum strömen, beobachten Sie Ihren Atem für ein paar Atemzüge. Lenken Sie dann Ihre Aufmerksamkeit auf Ihre Füße. Spüren Sie Ihre Zehen, die Fußsohle und den Fußrücken. Lassen Sie

RESSOURCEN FÜR MEHR BEWEGUNG

Machen Sie zu selten Sport? Dann prüfen Sie, welche Ressourcen Sie bereits haben und welche Sie zusätzlich nutzen können.

MATERIELLE RESSOURCEN

- Sportgeräte und Ausrüstung vorhanden (Laufschuhe, Nordic-Walking-Stöcke usw.)
- Fitnessuhr oder Schrittzähler, z. B. über Handy-App
- Geld für Sportgeräte, Kurse oder Fitnessstudio

ZEITLICHE RESSOURCEN

- Aktive Mittagspause, Aktivangebote bei der Arbeit
- Strecken mit Fahrrad/zu Fuß zurücklegen (statt Auto oder ÖPNV)
- Flexible Arbeitszeit für Sport nutzen

SOZIALE RESSOURCEN

- Sportlicher Freundeskreis, unterstützender Partner
- Tägliche Bewegung und Ausflüge mit den Kindern
- Freunde bei sportlicher Aktivität treffen
- „Erzwungene" Bewegung durch Haustier

MIT ANGENEHMEM VERBINDEN

- Zeit für sich
- Lieblingspodcast hören
- Sportarten, die Spaß machen
- Bewegung in angenehmer Umgebung

PERSONALE RESSOURCEN

- Hohes Maß an Disziplin und Eigenmotivation
- Wissen über Übungen, die sich auch zu Hause durchführen lassen
- Feste Zeitfenster für Sport einplanen
- Routinen einführen und einhalten
- Spürbarer positiver Effekt durch regelmäßige Bewegung (sich fit fühlen)

EXTRINSISCHE MOTIVATION

- Fitnesskurse mit monetärem Anreiz
- Mitgliedsbeitrag im Fitnessstudio zahlen
- Apps, die zum Sport auffordern
- Fitnessvorbild
- Attraktiv/Fit sein wollen für Partner/Kinder

alle Empfindungen zu, ohne sie zu bewerten. Wandern Sie zu Ihren Beinen und tasten Sie sich weiter durch Ihren Körper: Becken, Rücken, Bauch, Schultern, Arme, Hände, Hals, Gesicht. Am Scheitel angekommen, spüren Sie noch einmal Ihre Atmung. Genießen Sie den Moment der Entspannung. Kehren Sie langsam in die Gegenwart zurück, recken und strecken Sie sich kräftig.

Achtsamkeit beim Sport bedeutet auch, Stoppsignale ernst zu nehmen. Das sind vor allem Schmerzen. Sie zeigen an, dass eine Grenze erreicht ist, ab der Ihr Körper Schaden nehmen könnte. Es wäre nicht selbstfürsorglich, eine solche Grenze zu überschreiten. Dies kann mit Übungen zur Körperwahrnehmung gefördert werden, im Liegen, Sitzen, Stehen oder Gehen.

Was ist aber, wenn Ihnen die Grenzen im Weg stehen – zum Beispiel, weil Sie gewinnen wollen? Selbstfürsorge und Wettkampfgedanken schließen sich nicht unbedingt aus. Ein gewisses Maß an Ehrgeiz wird benötigt, um Ziele zu erreichen. Seien Sie dabei jedoch geduldig. Geben Sie sich Zeit, um am Ziel anzukommen. Ohne Zwang und Erfolgsdruck werden keine Stresshormone ausgeschüttet und die Muskeln verkrampfen nicht. Dadurch geht alles leichter.

Kein Stress mit dem Stress

Zu viel Stress schadet, das steht unzweifelhaft fest. Zum Glück gibt es eine Vielzahl an Bewältigungsstrategien.

Die Weltgesundheitsorganisation hat Stress zu einer der größten Gesundheitsgefahren des 21. Jahrhunderts erklärt. Ein erheblicher Teil aller Erkrankungen ist direkt oder indirekt stressassoziiert. Dabei gibt es das Wort Stress (in Bezug auf Menschen) seit noch nicht einmal 100 Jahren. Heute wird der Begriff fast inflationär verwendet. Wer keinen Stress hat, wird komisch angeschaut oder gar für faul gehalten. Der Begriff Stress wurde von Hans Selye 1936 geprägt. Grundsätzlich ist Stress eine Reaktion auf Bedrohung und nicht die Bedrohung selbst. Bedrohungen sind in der heutigen Zeit in den seltensten Fällen lebensgefährdend. Dafür ist die Liste an Stressoren (Stressauslösern) lang und reicht von sogenannten Daily Hassles als alltägliche Stressoren (Zeitdruck, Lärm, Multitasking) bis hin zu kritischen Lebensereignissen (Schulden, Tod eines nahen Angehörigen, Jobverlust) und traumatischen Ereignissen (Unfälle, Naturkatastrophen, körperliche oder emotionale Gewalt). Eine Gefährdung der psychischen Gesundheit entsteht weniger durch einzelne kritische Lebensereignisse, sondern vielmehr durch die Summation alltäglicher Stressoren. Welche Einflüsse wie stark Stress auslösen, ist individuell verschieden und hängt von der Häufigkeit und von der eigenen Einschätzung ab.

DAS VULNERABILITÄTS-STRESS-MODELL: Nach diesem Modell entstehen psychische Störungen, wenn eine Person ein gewisses Maß an Vulnerabilität (individuelle Anfälligkeit) aufweist und gleichzeitig Stress erlebt. Beide Faktoren können unterschiedlich stark ausgeprägt sein. Die Wechselwirkung bestimmt in Kombination mit abmildernden Ressourcen das Risiko für psychische Gesundheitsprobleme.

Selye beschreibt drei Phasen der Stressreaktion: Alarmphase, Widerstandsphase, Erschöpfungsphase. Die Alarmphase dient dazu, schnell Energiereserven bereitzustellen, wenn eine Bedrohung oder ein Stressor wahrgenommen wird. Das führt zu einem typischen Reaktionsmuster, das den Organismus kurzfristig in die Lage versetzt, die Herausforderung zu meistern. Diese Vorbereitung auf die für den Urmenschen überlebenswichtige „Fight or Flight"-Reaktion veranlasst über das vegetative Nervensystem die schlagartige Freisetzung der Stresshormone Adrenalin, Noradrenalin und Cortisol. Die Sympathikus-Erregung steigt, während die Parasympathikus-Erregung sinkt. Überlegen Sie kurz, welche körperlichen Reaktionen Sie in Stresssituationen schon bei sich wahrgenommen haben. Vielleicht haben Sie einen beschleunigten Puls oder eine Anspannung von Muskeln bemerkt, die für eine schnelle Reaktion und hohe Leistungsfähigkeit notwendig sind.

Stress wird, neben der physiologischen (körperlichen) Reaktion, immer von einer psychischen (Gedanken und Gefühle) und behavioralen (Verhalten) Reaktion begleitet. Das gezeigte Verhalten kann der nächsten Phase nach Selye, der Widerstandsphase, zugeordnet werden. Das Ziel besteht darin, den Stressor zu beseitigen oder das hohe Aktivierungsniveau bei anhaltendem Stress zu reduzieren. Beim Urmenschen erklärt dies die „Fight or Flight"-Reaktion, die in der heutigen Zeit in den wenigsten Situationen eintritt.

Die Erschöpfungsphase entsteht durch den Zusammenbruch des Widerstands, der nur begrenzt aufrechterhalten werden kann. So kann der Organismus auf das Ausgangsniveau zurückkehren.

Wann wird Stress zum Problem?

Ist der Organismus ständig in der Aktivierung, da ein Stressor den anderen ablöst, ohne dass es zur Rückkehr auf das Ausgangsniveau kommt, wird Stress zum Problem. Stress ist jedoch nicht per se schlecht. Die beschriebene Alarmreaktion war evolutionsbedingt sinnvoll, um das Überleben zu sichern. Und auch heute noch kann sie in akuten Gefahrensituationen Leben retten, etwa wenn Sie plötzlich bremsen müssen, weil direkt vor Ihnen ein Kind auf die Straße läuft.

Solche Momente sind nicht gemeint, wenn vom hohen gesundheitlichen Risiko durch Stress die Rede ist. Das Problem ist vielmehr, dass die „Fight or Flight"-Reaktion heutzutage oft durch Stressoren ausgelöst wird, die gar keine Bedrohung mehr für das Überleben darstellen. Die dafür ausgeschütteten Stresshormone werden nicht für die Auflösung des Stressors benötigt und in der Regel nicht durch Bewegung abgebaut. Es ist eben keine angemessene Reaktion, dem Chef eine „überzubraten" oder aus Stresssituationen wegzurennen. Eine Gefahr für Gesundheit und Wohlbefinden entsteht zudem dadurch, dass viele moderne Stressoren keine isolierten Ereignisse sind, sondern – wie oben beschrieben – kontinuierlich wirken. Wenn ein Meeting das nächste jagt, der Chef währenddessen schon die nächste Aufgabe mit dringender Deadline ankündigt und der Blick auf die To-do-Liste Sie schreckt, bleibt der Puls dauerhaft hoch, wir befinden uns im Dauerstress. In diesem Fall kommt es zu einer andauernden Überbelastung ohne Phasen der Erholung, was zu Langzeitschäden und Erkrankungen führen kann.

In diesem Zusammenhang steht übrigens ein Phänomen, das Sie vielleicht aus eigener Erfahrung kennen: „Endlich Urlaub", denken Sie, denn die Zeit davor war besonders stressig. Und was passiert? Sie werden krank, vielleicht ist es nur eine Erkältung, vielleicht aber auch etwas Ernsteres.

Man unterscheidet kurz-, mittel- und langfristige Stressreaktionen. Kurzfristige Konsequenzen sind etwa die Herzfrequenzerhöhung und Anspannung, die durch einen kräftigen Adrenalinstoß ausgelöst werden, zum Beispiel vor einer wichtigen Präsentation. An der Stelle ist es zwar nicht überlebenswichtig, es kann aber durchaus die Aussicht auf gutes Gelingen und somit Erfolg erhöhen, denn mittleres Stresslevel führt zu maximaler Leistung. Welches Maß an Stress dafür benötigt wird, ist individuell. Problematisch sind „zu wenig" oder „zu viel" Stress. Der erste Fall sorgt für Unterforderung, der zweite führt zu Überforderung.

Bei permanenter Überforderung oder dauerhaftem Stress stellen sich mittel- und langfristige Reaktionen ein, wie beispielsweise Schlafstörungen, Depressionen, erhöhtes Suchtverhalten oder Burnout. Die Reaktionen können auch ein geschwächtes Immunsystem oder ein wachsendes Risiko für körperliche Erkrankungen beinhalten (zum Beispiel Bluthochdruck, koronare Herzerkrankung und eine Verschlechterung der Stoffwechsellage). Die Folge kann Übergewicht sein, das in dem sogenannten metabolischen Syndrom oder Diabetes münden kann. Darüber hinaus steigt das Krebsrisiko, chronische Erkrankungen wie Rheuma und Psoriasis sowie entzündliche Darmerkrankungen werden durch Stress verstärkt. Auch Verdauungsstörungen und Schmerzerkrankungen können durch Stress ausgelöst oder verstärkt werden.

MIND-BODY-MEDIZIN: Ein Ansatz, der den Zusammenhang zwischen Stress und Krankheit ernst nimmt, ist die Mind-Body-Medizin (MBM). Sie hat ihren Ursprung in den 70er-Jahren in den USA und setzt auf Stressregulation und Entspannungstechniken, um Krankheiten vorzubeugen. Unter anderem basieren die Übungen auf Seite 48 und Seite 136 auf der Mind-Body-Medizin.

Die Aufzählung klingt sehr erschreckend. Natürlich treten nicht immer all diese Folgen gleichzeitig auf. Und, um es noch mal zu betonen: Es geht um Dauerbelastungen. Eine stressige Woche hat jeder einmal, das gehört zum Leben dazu. Doch wenn Sie den Eindruck haben, dass sich die stressigen Wochen bei Ihnen häufen, ist es an der Zeit, gegenzusteuern. Und das ist möglich.

Strategien, die helfen

Ein weiteres allgemeines Stressmodell beschäftigt sich nicht nur mit der Entstehung, sondern auch mit der Bewältigung von Stress: Das ist das sogenannte Transaktionale Stressmodell nach Lazarus. Im sogenannten primären und sekundären Bewertungsprozess wird beurteilt, ob ein Reiz stresshaft ist und ob genügend Ressourcen für seine Bewältigung zur Verfügung stehen. Nach Abschluss des Bewertungsprozesses kommt es zur Anwendung gezielter Bewältigungsstrategien, die als Coping bezeichnet werden. Der von Lazarus geprägte Begriff beschreibt gedankliche Prozesse und Verhaltensweisen, die durch den Stressor verursachte Bedrohungen reduzieren und das eigene Gleichgewicht wieder herstellen sollen. Die Copingstrategien können auf die Veränderung der Situation abzielen oder auf intrapsychische Bewältigungsstrategien. Zum Schluss wird der Erfolg der Bewältigungsstrategie eingeschätzt und eine Neubewertung vorgenommen (das heißt, es findet eine Veränderung des primären Bewertungsprozesses statt).

(!) DER FALSCHE WEG: Je weniger Strategien und Ressourcen einer Person zur Verfügung stehen, desto größer ist die Gefahr, auf destruktive Copingversuche zurückzugreifen, zum Beispiel ein übermäßiger Alkohol- und Medikamentenkonsum. Wenn Sie eine solche Tendenz bei sich bemerken, sollten Sie unbedingt aktiv gegensteuern, indem Sie gesunde Strategien entwickeln. Holen Sie sich dazu Hilfe.

In Stressmanagementprogrammen werden verschiedene Copingansätze zusammengefasst. Nach Gert Kaluza, einem weiteren Stressforscher, werden drei Arten des Stressmanagements unterschieden: instrumentell, kognitiv und palliativ-regenerativ.

1 INSTRUMENTELLES STRESSMANAGEMENT: Es zielt primär auf die Veränderung der Situation ab und umfasst unter anderem Problemlöseverhalten zur Beseitigung eines Stressors, Zeitmanagement sowie die Suche nach Unterstützung und Informationen. Beispiele sind Prioritäten und Grenzen setzen, aber auch Netzwerke aufbauen und Weiterbildungen besuchen. Um es noch mal einfach auszudrücken: Hier lösen Sie das Problem oder werden den Stressor auf andere Weise los.

2 KOGNITIVES STRESSMANAGEMENT: Hier geht es darum, Stress zu verstehen und zu erkennen. Die Reflexion der Bewertung der Stressoren, des eigenen Umgangs mit Stressoren und der eigenen typischen Stressreaktionen spielt eine entscheidende Rolle. Interessant ist, dass die Stressreaktion bei gleichen Stressoren für verschiedene Personen unterschiedlich sein kann. Sprechen Sie daher mit nahestehenden Menschen, auch eine professionelle Unterstützung kann hilfreich sein. Auf diese Weise kann es gelingen, dass Sie den Stressor anders wahrnehmen und anders reagieren.

3 PALLIATIV-REGENERATIVES STRESSMANAGEMENT: Hier stehen die Regulierung und Kontrolle der Stressreaktionen im Vordergrund. Gemeint sind Entspannungstechniken, die meist leicht zu erlernen, einfach anzuwenden und wirksam sind. Eine Entspannungstechnik aktiviert den Parasympathikus, wirkt unter anderem auf körperlicher Ebene gegen den Stress. Dabei kommt es zu einer Verlangsamung der Herz- und Atemfrequenz, die Magen-Darm-Tätigkeit wird angeregt, die Anspannung nimmt ab und das Wohlbefinden wird gesteigert. Bewährte Methoden sind beispielsweise Meditation, Yoga, Autogenes Training, Progressive Muskelentspannung und Biofeedback. Wirksamkeitsstudien zeigen, dass auch sechs Monate nach einem Entspannungskurs positive Effekte zu verzeichnen sind, indem sich die allgemeine Befindlichkeit in 60 Prozent der Fälle verbessert. Hypertonie, Durchblutungsstörungen und Schmerzzustände werden reduziert und auch im Hinblick auf Angst- sowie Schlafstörungen können positive Effekte erzielt werden. Die aktuell beste Evidenzlage besteht für die Progressive Muskelentspannung. Eine entsprechende Übung finden Sie auf Seite 48. Das Schöne an Entspannungsverfahren ist: Sie können sie jederzeit erlernen und anwenden. Probieren Sie es direkt mal aus. Zum palliativ-regenerativen Stressmanagement gehören neben Entspannung auch Bewegung, Hobbys, ausreichender Schlaf sowie angemessene Pausen.

In der Forschung herrscht ein weitgehender Expertenkonsens über die Wirksamkeit der genannten Bewältigungsstrategien. Dabei ist nicht die Art der Stressbewältigung ausschlaggebend, sondern ein breites Repertoire an Bewältigungsstrategien und die Fähigkeit, die Verhaltensweisen situationsangemessen und flexibel einsetzen zu können. Werfen Sie noch einmal einen Blick auf die drei Strategien: Welche davon wenden Sie bereits an? Welche könnten Sie noch entwickeln oder ausbauen?

DIE PROGRESSIVE MUSKELENTSPANNUNG

Vielleicht ist diese Entspannungstechnik etwas für Sie? Probieren Sie es aus und starten Sie mit den Händen und Armen.

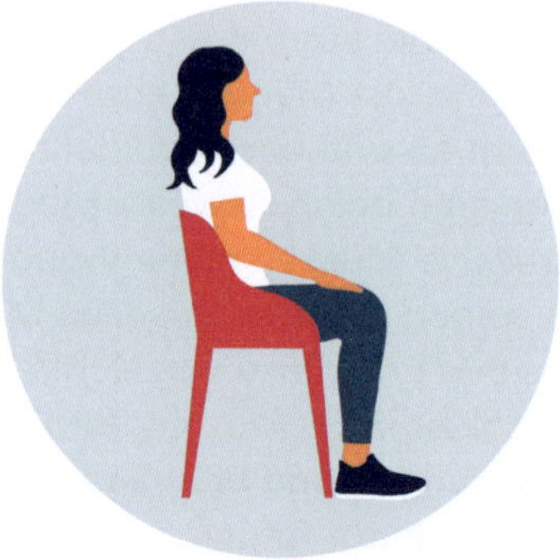

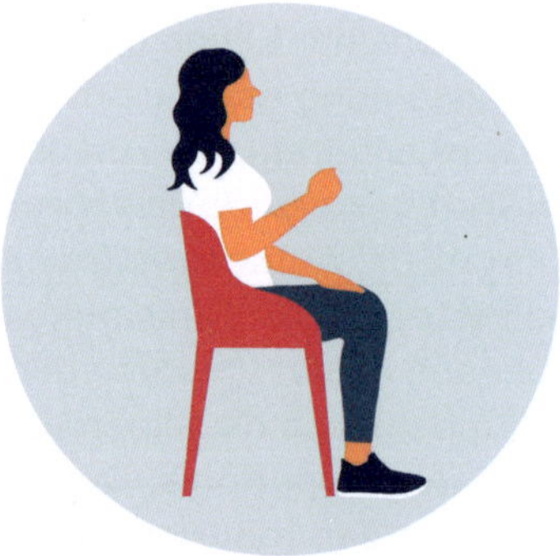

1 Suchen Sie sich einen ruhigen Raum, in dem Sie nicht gestört werden. Setzen Sie sich bequem auf einen Stuhl, beide Füße stehen fest auf dem Boden. Schließen Sie Ihre Augen und legen Sie die Hände locker auf die Oberschenkel. Atmen Sie ruhig und gleichmäßig ein und aus. Dabei beobachten Sie, wie sich Ihre Bauchdecke beim Einatmen hebt und beim Ausatmen senkt.

2 Nun machen Sie mit der rechten Hand eine Faust, die Sie mit mittlerer Anspannung schließen und geschlossen halten, winkeln den rechten Arm an und drücken ihn gegen den Oberkörper. Sie halten die Anspannung für fünf bis zehn Sekunden. Atmen Sie währenddessen ganz normal weiter. Linkshänder starten diesen Teil der Übung natürlich mit der linken Hand.

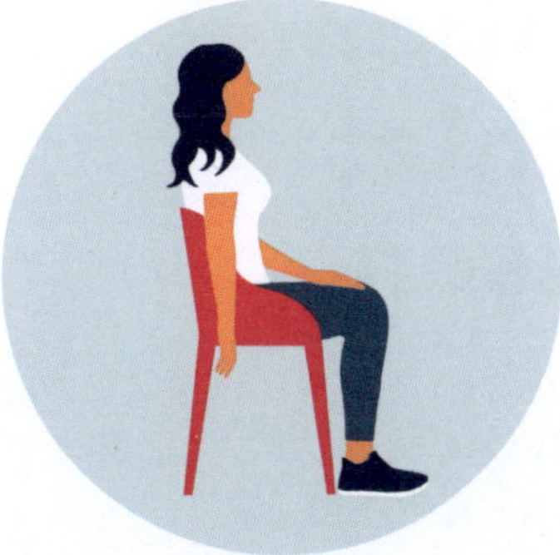

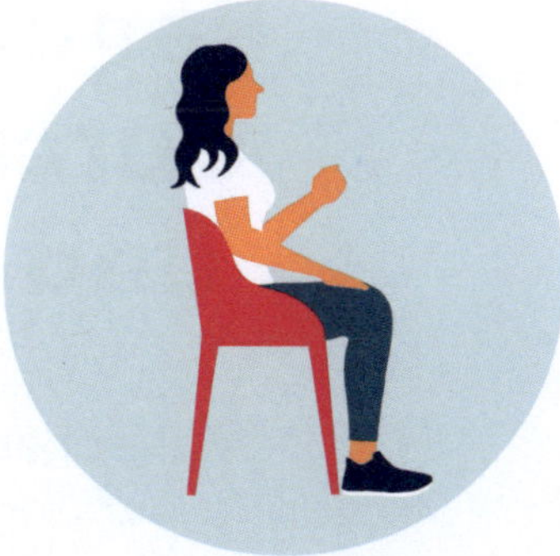

3 Dann beenden Sie die Anspannung und atmen dabei bewusst aus. Sie öffnen die Faust und lassen Hand und Arm etwa 30 Sekunden entspannt hängen. Dem Unterschied zwischen der Anspannung und der soeben eingetretenen Entspannung gilt es nachzuspüren.

4 Wiederholen Sie die Übung nun mit der linken beziehungsweise der rechten Hand. Nach Händen und Armen folgt der Wechsel von Anspannungs- und Entspannungsphase bei der Gesichtsmuskulatur und dann, von oben nach unten, der anderen Körperregionen.

Ein üblicher weiterer Ablauf sieht in etwa wie folgt aus:

Gesicht: Ziehen Sie nun Ihre Augenbrauen nach oben oder runzeln Sie die Stirn. Schließen Sie beide Augen und rümpfen Sie die Nase. Pressen Sie die Lippen fest aufeinander und drücken Sie die Zunge an den Gaumen.

Nacken und Hals: Ziehen Sie den Kopf etwas ein und drücken ihn nach hinten, als würden Sie ein Doppelkinn machen.

Rumpf: Ziehen Sie nun Ihre Schultern hoch, machen die Bauchdecke hart und drücken den Rücken an die Stuhllehne.

Rechtes/Linkes Bein und rechter/linker Fuß: Drücken Sie die Ferse in den Boden, ziehen Sie die Zehenspitzen gespreizt Richtung Nase.

Wiederholung: Für alle Schritte gilt, dass Sie die Anspannung der Muskelpartien jeweils zweimal wiederholen sollten.

Regeneration durch Schlaf und Pausen

Ruhephasen sind wichtig für Körper und Geist. Guter Schlaf und effektive Pausen lassen Sie gestärkt durch den Alltag gehen.

Schlafen Sie gut? Falls Sie darauf ehrlicherweise mit Nein antworten müssen, sind Sie damit nicht allein. Etwa jeder Dritte in Deutschland leidet an Ein- oder Durchschlafstörungen, die Qualität des Schlafs ist bei jedem Fünften beeinträchtigt. Nur etwa die Hälfte der Bevölkerung schläft die meist als ideal angesehenen sieben bis acht Stunden pro Tag, rund 6 Prozent schlafen mehr und der Rest schläft zu wenig.

Das Thema Regeneration ist für Ihre Gesundheit und Ihr Wohlbefinden wichtig, denn wer nicht genügend schläft und ausruht, wird letzten Endes krank. Und dennoch neigen die meisten Menschen dazu, wenn sie gestresst sind und zu wenig Zeit haben, am Schlaf zu sparen, obwohl der Schlaf eines der wichtigsten Elemente der Selbstfürsorge ist. Schlaf ist notwendig, um sich ausreichend körperlich zu regenerieren. Im Schlaf werden Gewebe und Zellen erneuert und die Energiereserven aufgefüllt. Nur ausreichend Schlaf führt dazu, dass diese Reparatur- und Regenerationsprozesse abgeschlossen werden können. Darüber hinaus werden im Schlaf Immunzellen aktiviert, um den Körper vor Krankheiten und Infektionen zu schützen. Ebenfalls wird das Risiko für chronische Erkrankungen wie Herzkrankheiten und Bluthochdruck reduziert und kognitive Funktionen wie Gedächtnis, Konzentration, Informationsverarbeitung und Problemlösungsfähigkeiten profitieren.

Weitere Studien haben gezeigt, dass Menschen, die ausreichend schlafen, eine höhere Lebenserwartung haben als solche, die dauerhaft zu wenig schlafen, da das Immunsystem gestärkt und das Risiko für viele Erkrankungen verringert wird. Doch es gibt auch das andere Extrem: Ein übermäßiges Schlafbedürfnis kann ein Symptom von Erkrankungen sein und zu viel Schlaf kann die Antriebskraft und Motivation verringern.

Die optimale Schlafdauer kann von Person zu Person jedoch leicht variieren, wobei die sieben bis acht Stunden als allgemeiner Richtwert zu verstehen sind, der für die Mehrheit der Erwachsenen geeignet ist. Achten Sie dabei auf Ihre individuellen Bedürfnisse, Ihren Chronotyp (ausführlich ab Seite 69) und Ihr Wohlbefinden.

DIE OPTIMALE SCHLAFDAUER FINDEN: Im Urlaub können Sie herausfinden, wie viel Schlaf Sie brauchen. Wenn Sie die ersten drei Tage ausgeschlafen haben, dann hat Ihr Körper den Schlafmangel der Vorwochen ausgeglichen. Schauen Sie an Tag vier, nach wie vielen Stunden Sie das erste Mal ausgeschlafen aufwachen. Das ist ein Anhaltspunkt für Ihr Schlafbedürfnis.

Vielleicht haben Sie gerade festgestellt, dass Ihre Schlafdauer eigentlich ausreichen müsste, Sie sich aber trotzdem nicht ausgeschlafen und erholt fühlen, wenn der Wecker morgens klingelt. Das kann an verschiedenen Aspekten liegen: Ein Grund kann sein, dass Sie in der „falschen" Schlafphase aufwachen. Die beste Schlafphasen, um aufzuwachen und sich am wenigsten müde zu fühlen, sind die Leichtschlafphase oder die REM-Schlafphase. Beide Phasen kommen am Ende des Schlafzyklus vor und sind weniger tief als die Tiefschlafphasen. Die Leichtschlafphase ist dem Erwachen am nächsten, durch die gesteigerte Hirnaktivität ist es leichter aufzuwachen. REM steht für Rapid Eye Movement, also schnelle Augenbewegungen, die auftreten, wenn Sie träumen. Auch dann fällt das Aufwachen relativ leicht, aber durch intensive Traumphasen können auch Desorientierung und Trägheit beim Aufwachen präsent sein.

Im Sinne Ihrer Selbstfürsorge ist es gut, regelmäßige Schlaf- und Aufstehzeiten einzuhalten. Gehen Sie jeden Tag zur gleichen Zeit ins Bett und stehen Sie zur gleichen Zeit auf, damit sich Ihr Körper an diesen Rhythmus anpasst und der natürliche Schlaf-wach-Rhythmus unterstützt wird. Vielleicht haben Sie auch in diesem Zusammenhang schon von der inneren Uhr oder dem Fachbegriff dafür, dem zirkadianen Rhythmus, gehört. Er bezeichnet den Schlaf-wach-Zyklus, der die Körpertemperatur, die Hormonausschüttung und andere physiologische Prozesse regelt. Hier gibt es individuelle Unterschiede, doch in jedem Fall ist es sinnvoll, dass diese Uhr in einem festen Rhythmus tickt und ticken darf.

Das beste Zeichen für einen gut eingestellten Rhythmus ist, wenn Ihr Wecker jeden Tag zur selben Zeit klingelt und Sie bereits ein paar Minuten vorher aufwachen. Deshalb ist es kein Wunder, dass durch die Zeitumstellung im Frühling und im Herbst auch oft Schwierigkeiten entstehen, diesen Rhythmus wiederzufinden. Es ist wie ein Mini-Jetlag. Wenn Sie nicht nur zur Zeitverschiebung, sondern täglich oder jedes Wochenende, Ihre Schlafenszeit ändern, verlangen Sie Ihrem Körper sehr viel ab und er reagiert mit Schlafproblemen, Müdigkeit, Konzentrationsproblemen und allgemeinem Unwohlsein. Insbesondere das späte Zubettgehen oder lange Ausschlafen am Wochenende stört den zirkadianen Rhythmus immens und der Körper braucht mehrere Tage, um diesen sogenannten sozialen Jetlag wieder auszugleichen. Stellen Sie sich nur mal vor, Sie gehen in der Woche um 22 Uhr ins Bett und am Wochenende nachts um 4 Uhr, weil Sie so lange fernsehen. Dann entspricht das einer Zeitverschiebung von sechs Stunden, also wie bei einer Reise nach Thailand, bei der Sie vermutlich unter einem deutlichen Jetlag leiden würden.

Hilfreich ist an dieser Stelle auch wieder die Selbstwahrnehmung. Schauen Sie auf Ihr Schlafmuster und registrieren Sie, wie Sie sich fühlen, wenn Sie aufwachen. Merken Sie, dass Sie sich normalerweise in einer bestimmten Phase frischer fühlen, sollten Sie Ihren Wecker entsprechend stellen. Probieren Sie aus, was Ihnen am meisten hilft, am Morgen ausgeruht und wach zu sein.

Das gehört zur Schlafhygiene

Vermutlich haben Sie schon von der sogenannten „Schlafhygiene" gehört. Dabei geht es um Faktoren, die den Schlaf beeinflussen und die Sie selbst positiv verändern können. Richten Sie Ihre Schlafumgebung so ein, dass sie ruhig, dunkel und komfortabel ist. Eine gute Matratze gehört dazu, ein gutes Raumklima (16 bis 18 Grad Celsius, Luftfeuchtigkeit 45 bis 65 Prozent, lüften) und dass Elektrogeräte aus dem Schlafzimmer verbannt oder zumindest ausgeschaltet werden. Smartphone, Tablet und Computer senden blaues Licht aus, was die Produktion des Schlafhormons Melatonin beeinträchtigt und wiederum zu Schlafstörungen (vor allem Einschlafstörungen) führen kann. Nicht zu verachten ist auch der Aspekt, dass Elektrogeräte und der Konsum von Nachrichten oder Spielen zu stark vom Schlafbedürfnis ablenken und auch die Schlafqualität mindern.

Es kann nützlich sein, die Uhr oder den Wecker außerhalb des Sichtfeldes zu platzieren, um nicht in Stress zu geraten, wenn die zur Verfügung stehende Schlafzeit immer kürzer wird. Sagen Sie sich in diesem Fall, dass mit geschlossenen Augen im Bett liegen auch schon Erholung für den Körper ist, die der Wirkung von Entspannungsverfahren und der damit einhergehenden Entspannungsreaktion gleicht. Um den Effekt zu unterstützen, können Sie in dieser Zeit natürlich auch gezielt Entspannungsverfahren einsetzen.

RAUS AUS DEM BETT! Das Schlafzimmer, insbesondere das Bett, sollten zu Erholung einladen und nur mit Schlafen und Sex assoziiert sein. Das heißt, wenn Sie arbeiten oder fernsehen wollen, sollten Sie einen anderen Ort aufsuchen, damit das Bett nicht damit in Verbindung gebracht wird.

Viele Schlafstörungen sind hausgemacht. Zu viel Koffein, Nikotin, Alkohol, intensive körperliche Anstrengung direkt vor dem Schlafengehen und üppige Mahlzeiten in den letzten drei Stunden vor dem Zubettgehen wirken sich bei jedem Menschen ungünstig auf den Schlaf aus. Auch Powernaps am Nachmittag oder mit einer Dauer von mehr als 20 Minuten sollten vermieden werden, damit Sie nicht tagsüber in die Tiefschlafphase rutschen und danach träge sind. Zudem verringert sich durch einen zu langen oder zu späten Schlaf tagsüber der Schlafdruck am Abend, sodass Sie schlechter ein- und durchschlafen können. Haben Sie das Bedürfnis nach mehr Schlaf und Erholung, schlafen Sie am besten nachts länger.

Sollten Sie sich im Bett mit Sorgen, Einfällen oder unerledigten Dingen beschäftigen, denken Sie daran, dass Sie sich auch am nächsten Tag noch damit befassen können. In der Nacht kann das Problem in der Regel sowieso nicht mehr gelöst werden. Manchmal kann es hilfreich sein, solche Gedanken aufzuschreiben, um sie so auszulagern. Diese Liste mit durchaus belastenden Inhalten, Pflichten und negativen Gefühlen sollte jedoch außerhalb des Schlafzimmers aufbewahrt werden, um den Schlaf nicht zu stören.

Wenn das alles nicht hilft, können Sie auch zu einer App greifen. 2024 überzeugten die beiden Programme HelloBetter Schlafen und Somnio im Test der Stiftung Warentest, da sie aufbauend auf der kognitiven Verhaltenstherapie konzipiert sind und effektiv gegen Schlafstörungen helfen. Neuerdings können solche (zum Teil kostenpflichtigen) Apps auch auf Rezept verschrieben werden.

Sie sehen: Es ist möglich, selbstfürsorglich für die richtige Quantität und Qualität des Schlafs zu sorgen. Sollten Sie alleine Ihre Schlafprobleme nicht in den Griff bekommen, können Sie sich auch Hilfe bei Schlafmedizinern suchen.

Erholungspausen am Tag

Der Nachtschlaf allein reicht zur Regeneration nicht aus. Auch tagsüber brauchen Sie Zeit, in der Sie keine neuen Reize verarbeiten und in der sich sowohl Ihr Kopf als auch Ihr Körper ausruhen können. Wenn Sie Ihrem Körper abverlangen, alles im Unterbewusstsein Abgelegte auf einmal am Ende des Tages zu verarbeiten, kann sich das negativ auf den Nachtschlaf auswirken, da Sie schlecht abschalten und (ein)schlafen können. Auch chronischer Stress stört den Schlaf, weshalb es wichtig ist, tagsüber die Stresshormone regelmäßig auf das Normallevel zurückzubringen, was nur durch Pausen gelingen kann. Sie sollten also unbedingt für ein Gleichgewicht zwischen Aktivität und Entspannung, zwischen Leistung und Ruhephasen, sorgen, denn Ihr Körper benötigt diese dringend.

RAUCHERPAUSEN: Von Rauchern lernen? Klingt paradox, doch die regelmäßigen kurzen Pausen sind tatsächlich nachahmenswert – nur natürlich ohne das extrem schädliche Nikotin! Wie wäre es, wenn Sie gemeinsam oder genauso oft wie Ihre rauchenden Kollegen Pause machen, aber in dieser Zeit gesundheitsförderlichen Aktivitäten nachgehen?

Am häufigsten werden Pausen genutzt, um etwas zu essen oder zu trinken, sich mit Kolleginnen und Kollegen zu unterhalten oder elektronische Medien zu verwenden. Tatsächlich am erholsamsten ist es jedoch, spazieren zu gehen oder sich auszuruhen, Entspannungsübungen zu machen oder Sport zu treiben.

Planen Sie auch Pausenzeiten fest ein. Neben dem Kalender kann auch der Tomatenküchenwecker hilfreich sein, von dem die Pomodoro-Technik ihren Namen hat. Bei dieser Methode arbeiten Sie in einem Intervall von 25 Minuten und machen, wenn der Wecker klingelt, fünf Minuten Pause. Wenn Sie viel sitzen, stehen Sie auf, dehnen Sie sich, gehen Sie herum, machen Sie kurze Übungen, um den Körper zu aktivieren und die Durchblutung zu fördern. Wenn Sie viel stehen oder laufen, ruhen Sie sich aus, indem Sie sich hinsetzen und entspannen. Schließen Sie die Augen, atmen Sie tief durch oder praktizieren Sie kurze Entspannungsübungen (ein paar Vorschläge finden Sie auf Seite 142).

Die Mittagspause sollte mindestens 30 Minuten lang sein, um nicht nur Zeit zum Essen zu haben, sondern auch zum Entspannen und um sich an der frischen Luft zu bewegen. Zum Beispiel können Sie nach der viertelstündigen Essenspause fünf Minuten zu einer Bank spazieren, sich fünf Minuten auf die Bank setzen und mit allen Sinnen die Umgebung wahrnehmen und dann wieder fünf Minuten zurück spazieren (ohne Stoppuhr natürlich). Ideal ist es dabei, wenn Sie die Zeit in der Natur verbringen, da diese eine zusätzlich beruhigende und erfrischende Wirkung hat. Auch soziale Interaktion in der Mittagspause ist förderlich, um auf andere Gedanken zu kommen und in den Austausch zu gehen. Dabei sollte bestenfalls nicht über Arbeitsthemen gesprochen werden. Bei einem achtstündigen Arbeitstag sollten Sie also zwei Pausen von rund 15 Minuten machen sowie eine 30-minütige Mittagspause. Sinnvoll sind zusätzlich kleinere Pausen von weniger als einer Minute (Mikropause) oder einer bis fünf Minuten (Minipause), um sich vor allem bei eintönigen Aufgaben wieder besser konzentrieren zu können.

MEHR LEISTUNG DURCH PAUSEN: Im Sport gibt es das Modell der Superkompensation. Der Körper erreicht dabei nach einer Trainingsbelastung nicht nur das gleiche Leistungsniveau, sondern steigert es durch die Erholungsphase über das ursprüngliche Niveau hinaus. Außerdem passt er sich in dieser Phase an, um dem gleichen Stress in Zukunft wieder gewappnet zu sein, während ohne Erholungspausen Schäden am Muskel eintreten können. Übertragen Sie das auf Ihren Alltag!

Achten Sie also auf Ihre Bedürfnisse, um schneller zu erkennen, wann Sie als Ausgleich zu Aktivität und Anspannung, Ruhe und Erholung benötigen. Mit dem Wissen aus diesem Kapitel können Sie sich Zeit für sich selbst nehmen, ohne sich schuldig zu fühlen. Halten Sie sich an geplante Pausen und betrachten Sie sie als wichtigen Teil Ihres Tagesablaufs. Pausen sind Zeit der Selbstfürsorge, in der Sie auch Dinge tun können, die Ihnen Freude bereiten, wie das Lesen eines Buches oder das Hören Ihrer Lieblingsmusik.

DIE PFLICHT IN KURZFASSUNG

Idealerweise beantworten Sie die folgenden Fragen mit Ja. Ist das (noch) nicht der Fall? Dann wissen Sie, was Sie ändern sollten.

	NEIN	JA
Essen Sie mindestens fünf Portionen Obst und Gemüse pro Tag?	○	○
Trinken Sie ausreichend Wasser, mindestens 1,5 Liter pro Tag?	○	○
Sind Sie an den meisten Tagen der Woche mindestens 30 Minuten körperlich aktiv?	○	○
Sitzen Sie weniger als acht Stunden am Tag?	○	○
Schlafen Sie ausreichend, ca. sieben bis acht Stunden pro Nacht?	○	○
Nehmen Sie sich Zeit für Entspannung und Stressabbau?	○	○
Rauchen Sie nicht?	○	○
Trinken Sie gar keinen oder nur sehr selten Alkohol?	○	○
Unterziehen Sie sich regelmäßig Gesundheitskontrollen und Vorsorgeuntersuchungen?	○	○
Pflegen Sie regelmäßig soziale Kontakte?	○	○

Die wichtige Kür

Zur Selbstfürsorge gehört mehr als das Pflichtprogramm. Die Kür macht besonders viel Spaß!

Mögen Sie Schaumbäder? Falls ja, gönnen Sie es sich ruhig ab und zu, denn es gilt als ein Klassiker der Selbstfürsorge. Das Schaumbad zählt zu den Selbstfürsorgeaktivitäten, die wir der Kür zuordnen. Das heißt: Wenn Sie es geschafft haben, Ihre innere Haltung zu ändern und langfristige Strategien für sich zu finden, kann das Schaumbad eine tolle Ergänzung sein.

Zur Kür zählen Selbstpflegeroutinen, die die physische und psychische Gesundheit jenseits der erwähnten langfristigen Maßnahmen unterstützen. Überlegen Sie, welche kurzfristigen Dinge sich für den jeweiligen Moment gut anfühlen und deshalb ebenfalls wichtig und richtig sind. Mit Schaumbad und Co tun Sie etwas für Ihre Gesundheit, indem Sie entspannen, achtsam sind und die Energiereserven auffüllen. Um kurze Momente der Ruhe, Erholung und Entspannung im Alltag zu finden, können Sie die auf Seite 142 angeführten Möglichkeiten der Kurzentspannung nutzen. Markieren Sie sich einfach drei dieser Möglichkeiten und bauen Sie sie ab jetzt regelmäßig in Ihren Alltag ein.

Langfristig wirksame Möglichkeiten beinhalten verschiedene Entspannungstechniken sowie regelmäßige digitale Auszeiten oder Ausflüge in die Natur. Wenn Sie Zeit in der Natur verbringen, können Sie deren heilende Wirkung spüren, abschalten und entspannen. Je regelmäßiger und länger Sie dies tun, desto mehr wirken sich diese Aufenthalte auch physiologisch auf die typischen Stressreaktionen aus, indem beispielsweise Puls und Blutdruck sinken.

Im Rahmen der Kür kann die Achtsamkeitspraxis vertieft werden, um das Bewusstsein für den gegenwärtigen Moment zu schärfen. Auch der Genuss spielt hierbei eine Rolle. Dies kann sich auf kulinarische Freuden beziehen, wie das Genießen von leckerem Essen (denken Sie hier noch einmal an das Schokoladenbeispiel) und Getränken, aber auch auf das Genießen von Kunst, Musik oder anderen Sinneserfahrungen. Achtsamkeit fördert dabei zudem die Akzeptanz, die wiederum zur Stärkung der psychischen Widerstandskraft beiträgt, auch bekannt als Resilienz.

WAS IST RESILIENZ? Resilienz ist die Fähigkeit, mit Belastungen, Herausforderungen und Rückschlägen umzugehen, sich anzupassen und gestärkt aus ihnen hervorzugehen. Früher dachte man, dass Resilienz ein stabiles angeborenes Persönlichkeitsmerkmal ist. Aktuelle Studien zeigen aber, dass Resilienz durch Training und bestimmte Strategien gesteigert werden kann.

Die am häufigsten genannten Resilienzfaktoren sind neben Akzeptanz auch Selbstfürsorge, Optimismus, Selbstwirksamkeit, Zukunfts-/Lösungsorientierung, Verantwortung, Sinnfindung und soziale Kompetenz. In diesem Zusammenhang stehen die nachfolgenden Punkte, die der Kür zugeordnet und trotzdem als langfristige Strategien genutzt werden können.

Eine Möglichkeit, Optimismus zu fördern, ist, das Leben mit Spaß und Humor zu bereichern. Die positive Stimmung baut Stress ab. Die Stimmung kann sich sogar bessern, wenn die Lachmuskeln mit Hilfsmitteln aktiviert werden, etwa, indem ein Stift quer zwischen den Zähnen gehalten wird. Das können Sie gern beim Weiterlesen ausprobieren, denn der andere schöne Nebeneffekt ist, dass man sich in positiver Stimmung Dinge besser merkt. Sie können auch einmal versuchen, lächelnd etwas Negatives zu erzählen. Dabei werden Sie merken, dass das gar nicht so einfach ist, denn die Anspannung nimmt automatisch ab und die Situationsschilderung ist nicht mehr ganz so negativ. Gehen Sie also mit einem Lächeln in die nächste schwierige Situation, dann geht es deutlich leichter.

Optimisten sind gesünder, fühlen sich wohler, sind zufriedener, haben eine höhere Selbstwirksamkeit und leben länger. Es fällt ihnen auch leichter, persönliche Werte und Ziele zu definieren und an persönlichem Wachstum zu arbeiten. Wer weniger optimistisch ist, kann sich aber genauso damit auseinandersetzen. Für alle beinhaltet es die Selbstreflexion und Weiterbildung, die Definition von Zielen, das Planen und Umsetzen und auch soziale Unterstützung. Dann gelingt es, Ziele, Träume und sich selbst zu verwirklichen. Würden Sie zum Beispiel gern ein neues Hobby entdecken oder sich beruflich verändern?

Eine wichtige Rolle für Ihre Kür spielt das Sozialleben. Bei bestehenden Beziehungen ist die Kontaktpflege durch regelmäßige Kommunikation und die Zeit, die zusammen verbracht wird, entscheidend. Dabei sollten Sie jeweils gut zuhören und Unterstützung anbieten, wenn Ihre Freundinnen und Freunde diese benötigen. Zeigen Sie ihnen zudem, wie sehr Sie die Freundschaft schätzen.

Für den Aufbau neuer Freundschaften ist es günstig, bei gemeinsamen Interessen oder Hobbys zu beginnen. Gemeinsame Aktivitäten bieten eine großartige Gelegenheit, neue Kontakte zu knüpfen. Der Besuch von Veranstaltungen und Clubs oder die Teilnahme an Gruppen können helfen, Menschen kennenzulernen. Seien Sie offen und initiativ in der Kommunikation mit neuen Menschen. Seien Sie aber auch geduldig und erwarten Sie nicht, dass Sie sofort enge Freunde finden. Das braucht seine Zeit. Ein ausgewogenes Verhältnis zwischen Geben und Nehmen in Freundschaften stärkt das Vertrauen und trägt zur langfristigen Pflege der Beziehung bei.

Ein wichtiger Aspekt von Gemeinschaft ist soziales Engagement, bei dem auch ganz nebenbei soziale Kontakte geknüpft werden können. Aus der Teilnahme an sozialen und gemeinnützigen Aktivitäten sowie aus der Unterstützung von anderen kann Zufriedenheit entstehen, die Ihre Selbstfürsorge entscheidend fördert. Soziales Engagement bietet Ihnen die Möglichkeit der persönlichen Weiterentwicklung. Sie wachsen als Mensch und sorgen so durch die Hilfe für andere zugleich auch stark für sich selbst. Wer anderen hilft, erlernt dabei oft neue Fähigkeiten und sammelt Erfahrungen, die für das eigene Leben wertvoll sein können. Wer Empathie und Verständnis für andere übt und entwickelt, wird sich auch leichter tun, das Gleiche für sich selbst aufzubringen. Soziales Engagement ist sinnstiftend und damit ein wesentlicher Teil der Selbstfürsorge, denn das Gefühl, sinnvolle Dinge zu tun, sorgt für tiefe Zufriedenheit.

Hobbys und Interessen

Jenseits von Entspannung und Achtsamkeitstraining gibt es einen Bereich, der für Ihre Selbstfürsorge enorm hilfreich ist: Ihre Hobbys. Worum es dabei geht und was Ihnen persönlich guttut, ist sehr individuell. Es gibt Menschen, für die ist es das größte Glück, Fehler in Wikipedia-Artikeln zu korrigieren oder die eigene Briefmarkensammlung zu pflegen. Andere reparieren zur Entspannung kaputte Elektrogeräte, legen 5000-Teile-Puzzles oder erlernen eine komplizierte Fremdsprache. Wichtig ist dabei vor allem: Wer eine solche Leidenschaft hat, sollte sie pflegen, selbst wenn andere vielleicht verwundert den Kopf schütteln oder das Hobby als ungewöhnlich empfinden. Die Hauptsache ist, dass Sie darin aufgehen. Kreative Aktivitäten wie Malen, Schreiben, Musizieren oder handwerkliches Schaffen können dabei ebenso erfüllend sein und haben oft eine therapeutische Wirkung.

Wenn Sie bei der Beschäftigung mit Ihrem Hobby die Zeit vergessen, ist das ein gutes Zeichen, denn Sie sind offenbar ganz bei sich und haben sich für eine gewisse Zeit von der Außenwelt entkoppelt. Das hilft, um die eigene Mitte zu finden und auch in anstrengenden Momenten stärker in sich zu ruhen. Wer nur vage erahnt, was zu einer Leidenschaft werden könnte, sollte dieser Spur nachgehen. Denn ein echtes Hobby zu haben, dem man am liebsten jede freie Minute widmen würde, ist ein großer Gewinn in Sachen Selbstfürsorge, da es Ihnen ermöglicht, Stress abzubauen und eine tiefe Zufriedenheit zu erfahren.

Schauen Sie sich dafür ruhig auch noch mal die Fotos im Anhang an. Welches spricht Sie an und auf welche Leidenschaft, die vielleicht noch in Ihnen schlummert, könnte das verweisen? Gönnen Sie sich einen Moment, um darüber nachzudenken.

Was möchten Sie ausprobieren?

Erlauben Sie sich, Ihren eigenen Stil und Ihre Persönlichkeit auszudrücken. Dies kann sich auch auf Mode oder jede andere Form von Selbstausdruck beziehen. Gehen Sie dafür auf Ihre persönliche Entdeckungsreise: Was zeichnet Sie aus? Worauf hatten Sie schon immer einmal Lust? Welche Wünsche schlummern in Ihnen, die Sie bisher nicht umgesetzt haben? Nehmen Sie sich einen Zettel, schreiben Sie diese Dinge auf und nehmen Sie sich vor, in einem gewissen Zeitrahmen, zumindest eins davon in die Realität umzusetzen. Das muss nichts „Großes" sein, vielleicht ist es „nur" ein außergewöhnliches Kleidungsstück, das Sie schon lange tragen wollten. Trauen Sie sich und Sie werden erleben, wie gut es Ihnen tut, auf diese Weise für sich selbst zu sorgen.

Schaffen Sie auch Raum für andere Entdeckungen und Abenteuer. Erkunden Sie neue Orte, reisen Sie, lernen Sie, kulinarische Köstlichkeiten zuzubereiten. Vielfalt und Abwechslung können das Leben bereichern und die Neugierde fördern.

Für Menschen, die spirituell oder religiös sind, können Glaube und Spiritualität Teil der Selbstfürsorgepraxis sein. Meditationen und Gebete sind gängige Praktiken in vielen religiösen Traditionen und können helfen, Ruhe und spirituelle Verbindung zu finden. Das Nachdenken über spirituelle Themen und die Praxis der Achtsamkeit fördern innere Ruhe und Verständnis. Sie können dabei unterstützen, belastende Gedanken loszulassen und im gegenwärtigen Moment präsent zu sein.

Zusammengefasst kann die breite Palette an Möglichkeiten dazu beitragen, Ihre Selbstfürsorge auf eine tiefere und erfüllendere Ebene zu heben, indem die individuellen Bedürfnisse, Ziele und Werte berücksichtigt werden. Sehen Sie Selbstfürsorge als eine kontinuierliche Reise der Selbstentdeckung und des Wachstums, um in vielfältiger Weise für sich selbst zu sorgen.

Wo die Selbstfürsorge endet

„Ich gönn mir was" oder aber „Ich bin stark!". Je nach Situation kann beides eine gute Idee sein – oder auf einen Irrweg führen.

Vielleicht kennen Sie es von sich selbst oder von jemandem aus Ihrem Umfeld: In herausfordernden Phasen wird mehr geraucht, nach einem stressigen Arbeitstag sehnt man sich nach Belohnung wie einem Shoppingausflug, einem üppigen Mahl, einem Glas Wein oder einer Flasche Bier. Vielleicht wurde auch schon einmal über leistungssteigernde Medikamente oder Glücksspiel nachgedacht oder sogar die Einnahme von Drogen ausprobiert? Viele Menschen neigen dazu, vorübergehend solche Verhaltensweisen zu nutzen und das kurzfristige Wohlgefühl, das damit einhergeht, mit Selbstfürsorge zu verwechseln, ohne dabei die langfristigen negativen Konsequenzen zu bedenken.

All diese Verhaltensweisen dienen der vorübergehenden Erleichterung und Entlastung, Ablenkung, Abreaktion und dem Umgang mit emotionalen Problemen sowie zum Stressabbau. Echte Selbstfürsorge ist aber etwas anderes: Sie kennen nun praktische Strategien und Empfehlungen, die es ermöglichen, kurzfristige Bedürfnisse zu befriedigen, ohne langfristig die Gesundheit zu gefährden. Zielführend ist ein ausgewogener Lebensstil, der gelegentlichen Genuss und Belohnungen zulässt, ohne in exzessives, unkontrolliertes und somit schädliches Verhalten zu verfallen. Finden Sie eine gute Balance für sich zwischen Genuss und Selbstkontrolle. Durch Selbstreflexion kann es Ihnen gelingen, schädliche Muster zu erkennen und zu verändern, um eine langfristige Verbesserung des Wohlbefindens zu erreichen.

RISIKO SUCHTVERHALTEN: Viele Menschen nutzen Suchtverhalten, egal, ob in Bezug auf bestimmte Substanzen oder Verhaltensweisen, um Stress und emotionale Probleme zu bewältigen. Ein Irrweg, mit mitunter schwerwiegenden gesundheitlichen und psychischen Folgen. Wer eine Suchterkrankung bei sich vermutet, sollte sich unbedingt professionelle Hilfe suchen.

Selbstfürsorge bedeutet, sich bewusst Pausen zu gönnen, ohne in Verhaltensweisen zu verfallen, die schädlich für das eigene Wohlbefinden sind. Selbstfürsorge erfordert in diesem Zusammenhang die Fähigkeit, sowohl für sich selbst als auch für andere da zu sein, ohne die eigene Gesundheit oder Lebensfreude zu gefährden.

Falsch verstandene Stärke

Auch Selbsttäuschung und das Ignorieren von Warnzeichen sind keine Selbstfürsorge. Oft werden diese Schutzmechanismen sogar als Stärke interpretiert, obwohl sie zu ungelösten Problemen, anhaltendem Stress und (psychischen) Belastungen führen und damit langfristig die eigene Gesundheit gefährden können.

Echte Selbstfürsorge wäre genau das Gegenteil, nämlich Ehrlichkeit und Selbstreflexion sowie die Wahrnehmung von Signalen, die anzeigen, dass Sie an Ihre Grenzen kommen. Auch die Bereitschaft, professionelle Hilfe in Anspruch zu nehmen, wenn dies notwendig ist, kann als Akt der Selbstfürsorge und Stärke angesehen werden, der bei der Bewältigung von Herausforderungen und der Förderung des eigenen Wohlbefindens hilft.

Gut zu sich sein, muss nichts kosten

Ein weiterer großer Irrtum besteht darin, Selbstfürsorge mit materiellem Konsum gleichzusetzen. Dieser Irrglaube entsteht durch den materiellen Überfluss, in dem wir leben, sowie die Fehlwahrnehmung, dass „Sich-etwas-Gönnen" immer etwas kosten muss. Auch die Werbung, der wir jeden Tag ausgesetzt sind, trägt dazu bei, dass der Eindruck entsteht, bestimmte Produkte wären hilfreich, wenn nicht gar notwendig, für unser Wohlbefinden

Selbstfürsorge bedeutet jedoch, grundlegende Bedürfnisse zu erfüllen und nach den eigenen Werten zu leben, anstatt teure Einkäufe, Besitztümer oder Luxusgüter zu priorisieren. Reflektieren Sie Ihr Konsumverhalten kritisch, indem Sie beispielsweise Ihre Einkäufe und Ausgaben anschauen und prüfen, ob diese im Einklang mit Ihren Werten stehen. Vermeiden Sie Impulskäufe und überlegen Sie, ob Sie bestimmte Dinge wirklich benötigen.

Entwickeln oder bewahren Sie sich ein gesundes Maß an Skepsis gegenüber gesellschaftlichen Normen und Idealen, die nicht mit Ihren eigenen Werten übereinstimmen. Behandeln Sie sich mit Selbstliebe, mit Freundlichkeit und Mitgefühl und fangen Sie an, das eigene Wohl über oberflächliche Erwartungen zu stellen.

WAS IST EIGENTLICH GUT FÜR MICH?

Lernen Sie sich selbst besser kennen: Was ist typisch für Sie? Wie gehen Sie mit Stress um? Wann sind Sie besonders fit? Wenn Sie sich darüber Klarheit verschaffen, können Sie Ihre persönliche Selbstfürsorgestrategie leichter umsetzen.

Selbstfürsorge ist individuell

Sie sind einzigartig. Finden Sie heraus, was Sie brauchen, um Kraft zu tanken und Stress zu meistern.

Was für Sie Selbstfürsorge ist, kann sich stark von dem unterscheiden, was für andere funktioniert. Folgen Sie also nicht einfach jedem Trend, sondern bleiben Sie bei sich. Wenn Sie zum Beispiel mit Yoga nichts anfangen können, sondern lieber Tischtennis spielen, ist das völlig okay.

Welche Art der Selbstfürsorge Sie bevorzugen, hängt von vielen Faktoren ab: von Ihren Erfahrungen, Ihren Gewohnheiten, Ihrem Persönlichkeitstyp, aber auch davon, welcher Chronotyp Sie beispielsweise sind. Die Frage danach, wie Sie „ticken" und was genau Ihnen guttut, ist gar nicht so einfach zu beantworten. Es gibt in der Wissenschaft mehrere Modelle, die Menschen in Typen zu unterteilen. All diese Modelle sind Hilfskonstruktionen, denn Sie als Mensch sind einzigartig. Trotzdem kann es sich lohnen, sich mit diesen Modellen zu befassen und zu überlegen, welcher Typ Ihnen am meisten entspricht, da es Ihnen eine gewisse Orientierung gibt. Im Folgenden werden einige Modelle vorgestellt, die besonders gut geeignet sind, Ihnen Anhaltspunkte zu geben, welche Ansätze der Selbstfürsorge für Sie geeignet sein könnten. Ein schöner Nebeneffekt ist, dass Sie sich dabei besser kennenlernen.

Den Anfang machen die sogenannten Big Five – ein echter Klassiker in der Persönlichkeitsforschung: Im Jahr 1936 begann eine umfangreiche Forschungsinitiative, die darauf abzielte, die Entwicklung der menschlichen Persönlichkeit über die gesamte Lebensspanne zu beobachten. Die ersten Ergebnisse zeigten sich in den 80er-Jahren. In einer Studie wurden aus 4500 Adjektiven, die die Persönlichkeit beschreiben, 35 Variablen herausgefiltert. Am Ende blieben fünf Faktoren übrig, die sich in verschiedenen Studien als stabil erwiesen: Neurotizismus, Extraversion, Offenheit für Erfahrungen, Verträglichkeit und Gewissenhaftigkeit.

Das Big-Five-Persönlichkeitsmodell ist heute ein fundiertes und anerkanntes Instrument zur Beschreibung von Persönlichkeitsmerkmalen, das in über 50 Ländern eingesetzt wird. Ziel des Modells ist es, die wesentlichen Verhaltensmerkmale zu beschreiben, die ein Individuum von anderen unterscheiden. Überlegen Sie einmal, wie stark die fünf Eigenschaften bei Ihnen ausgeprägt sind:

1 NEUROTIZISMUS: Beschreibt, wie sensibel Sie sind und wie sehr Sie sich von Stress beeinträchtigen lassen. Bei einem hohen Wert beantworten Sie wahrscheinlich folgende Fragen mit Ja: Neigen Sie dazu, eher angespannt und ängstlich zu reagieren? Lassen Sie sich schnell entmutigen? Sind Sie eher schüchtern und schämen sich leicht? Bei einem niedrigen Wert hingegen sind Sie jemand, der in Stresssituationen ruhig und besonnen bleibt. Sie sind belastbar und reagieren meist gelassen, auch wenn es um Sie herum stressig wird.

2 EXTRAVERSION: Beschreibt Ihre Beziehung zur Außenwelt. Ein niedriger Wert ergibt sich, wenn Sie folgende Fragen bejahen: Sind Sie eher zurückhaltend und introvertiert? Sind Sie lieber abseits von Lärm und Menschenmengen? Haben Sie ein hohes Bedürfnis nach Ruhe und Privatsphäre? Sind Sie distanziert und zurückhaltend im Kontakt mit fremden Menschen? Führen Sie eher ein langsames, entspanntes Leben? Auf einen hohen Wert kommen Sie bei der Bejahung folgender Frage: Lieben Sie es, mitten im Geschehen zu sein? Finden Sie schnell Freunde, mit denen Sie tiefe Verbindungen eingehen? Genießen Sie die Energie und Dynamik in sozialen Situationen und lebhaften Umgebungen? Übernehmen Sie gerne das Kommando? Sind Sie voller Tatendrang und leben ein schnelles, beschäftigtes Leben?

3 OFFENHEIT FÜR ERFAHRUNGEN: Hier geht es um die Neigung zu Neuem und zur Abwechslung. Fragen, die bei einem Ja als Antwort zu einem niedrigen Wert führen, sind beispielsweise: Brauchen Sie Beständigkeit? Halten Sie an Routinen fest? Sind Sie sehr an Fakten interessiert? Sind Sie sich manchmal über Ihre Gefühle nicht bewusst oder tendieren dazu, diese anderen nicht zu offenbaren? Bei einem hohen Wert können Sie die folgenden Fragen mit einem Ja für sich beantworten: Lieben Sie die Abwechslung? Haben Sie eine rege Fantasie? Spielen Sie gerne mit Ideen? Diskutieren Sie gerne Probleme? Genießen gern Kunst und Musik?

4 VERTRÄGLICHKEIT: Dieser Faktor beschreibt die Tendenz, sich anderen Menschen anzupassen. Menschen mit hohen Verträglichkeitswerten neigen hingegen dazu, ihre eigenen Bedürfnisse und Wünsche hintanzustellen und sich für andere aufzuopfern. Sie sind gerne Teamplayer und häufig in helfenden Berufen zu finden. Fragen für hohe Werte in diesem Bereich sind beispielsweise: Mögen Sie keine Konfrontationen? Sind Sie kompromissbereit? Sind Sie warmherzig und mitfühlend? Für geringe Werte gibt es ein Ja bei dieser Frage: Sind Sie konfliktbereit und angriffslustig?

5 GEWISSENHAFTIGKEIT: Der letzte der fünf Faktoren beschreibt, wie Sie Ihre Impulse kontrollieren und steuern können. Bei einem hohen Wert bündeln Sie Ihre Energie auf ein Ziel und sind pflichtbewusst, organisiert und mögen eine klare Struktur. Oder springen Sie lieber zwischen den Aufgaben hin und her und bevorzugen einen spontanen Arbeitsstil? Sind Sie allgemein eher zerstreut, unorganisiert und kommen mit Chaos gut zurecht? Dann haben Sie bei Gewissenhaftigkeit einen niedrigen Wert.

Alle fünf Faktoren sind keine Konstanten, sondern Ausprägungen Ihrer Persönlichkeit, die sich – je nach Situation – unterschiedlich zeigen können. Hier geht es also um eine Tendenz bezüglich Ihrer Neigungen. Wichtig ist in diesem Zusammenhang, dass Sie sich fragen, was Sie wann brauchen. Das bedeutet in erster Linie natürlich, dass Sie sich erlauben sollten, Ihren Alltag passend zu Ihrer Persönlichkeit zu gestalten. Wenn Sie Ordnung brauchen, um gut arbeiten zu können (hoher Wert bei Gewissenhaftigkeit), dann sorgen Sie dafür oder fordern Sie diese in Ihrem Bereich sogar ein, auch wenn andere für sich ein kreatives Chaos bevorzugen. Wenn Ihnen ein harmonisches Miteinander wichtig ist (hoher Wert bei Verträglichkeit), suchen Sie die Nähe von Menschen, die Ihnen guttun, und erlauben Sie sich vielleicht sogar, Personen zu meiden, die gern provozieren und Konflikte suchen – oder solche, die Ihre Hilfsbereitschaft nicht zu schätzen wissen, sondern ausnutzen.

Achten Sie aber darauf, dass Sie nicht ins Schubladendenken verfallen. Ihre Tendenz gibt nicht immer eine klare Antwort darauf, was Sie gerade brauchen. Es kommt auf die Umstände an. Auch Menschen, die eher einen hohen Wert im Bereich Extraversion haben, sind nicht immer nur gerne mit anderen Menschen zusammen. Manchmal ist ihr Bedürfnis nach äußeren Reizen aufgebraucht und sie sehnen sich nach Ruhe. Wenn sie zum Beispiel auf einer Party

DIE BIG FIVE: EINE SELBSTEINSCHÄTZUNG

Anhand von fünf Faktoren lässt sich unsere Persönlichkeit einschätzen. Kreuzen Sie an, wo Sie selbst die meiste Zeit stehen.

NEUROTIZISMUS

+	−
nervös	gelassen
leicht erregbar	beherrscht
schnell gestresst	belastbar

EXTRAVERSION

+	−
kontaktfreudig	schüchtern
neugierig	zurückgezogen
gesprächig	schweigsam

OFFENHEIT FÜR ERFAHRUNGEN

+	−
fantasievoll	fantasielos
breite Interessen	spezialisiert
erneuernd	bewahrend

VERTRÄGLICHKEIT

+	−
sanftmütig	reizbar
Teamplayer	Einzelkämpfer
verständnisvoll	kritisch

GEWISSENHAFTIGKEIT

+	−
organisiert	spontan
verlässlich	unzuverlässig
übergenau	ungenau

waren oder an einer anregenden Diskussion beteiligt waren, sehnen sie sich anschließend danach, in ruhiger Umgebung die Akkus wieder aufzuladen. Oder Sie sind jemand, der die Abwechslung liebt, doch letzte Woche kam einfach zu viel zusammen und nun brauchen Sie eine gewisse Routine, um wieder Kraft zu sammeln und sich ausgeruht in das nächste Abenteuer zu stürzen. Vielleicht sind Sie in der Partnerschaft meist derjenige, der vorangeht und Entscheidungen trifft. Doch dieses Wochenende möchten Sie mal keine Verantwortung tragen, einfach nur loslassen und sich treiben lassen. Wichtig ist, dass Sie erkennen, welche Vorlieben Sie haben und in welcher Situation Ihnen welches Verhalten guttut. Und wieder sind wir bei den eigenen Bedürfnissen. Also hören Sie in sich hinein und spüren Sie, was Sie brauchen!

IM LAUFE DES LEBENS: Forscher einer deutsch-britischen Längsschnittstudie haben über 34000 Personen vom 18. bis zum 80. Lebensjahr begleitet und herausbekommen, dass Extraversion und Offenheit mit dem Alter abnehmen. Auch der Wert für Neurotizismus sinkt leicht, dafür nimmt die Verträglichkeit zu. Gewissenhaft sind wir hauptsächlich im mittleren Alter.

Es kann schon viel bringen, wenn Sie sich die Beschreibungen der fünf Eigenschaften durchlesen und überlegen, wo Sie sich selbst verorten würden. Das können Sie auf der linken Seite eintragen. Vielleicht fragen Sie auch eine Ihnen nahestehende Person, wie diese Sie einschätzt. Wer es noch genauer wissen will, kann auf speziell dafür entwickelte Tests zurückgreifen. Einen kostenlosen Test finden Sie zum Beispiel unter: https://leipzig-bfi2-60.formr.org/

Chronotypen: Leben im Rhythmus

Die Chronomedizin ist eine noch sehr junge Wissenschaft, die den Zusammenhang zwischen innerer Uhr und Gesundheit untersucht. Sie kann uns wertvolle Anhaltspunkte geben bei der Frage, wie wir unseren Alltag selbstfürsorglicher gestalten. Über guten Schlaf haben Sie bereits ab Seite 50 einiges erfahren. Jeder Mensch besitzt einen eigenen inneren Rhythmus. Dieser Rhythmus wiederholt sich alle 24 Stunden und beruht vorwiegend auf den Hormonen Cortisol und Melatonin. Morgens dominiert das Cortisol und macht uns wach, während gegen Abend das Schlafhormon Melatonin dafür sorgt, dass wir müde werden. In diesem zirkadianen Rhythmus wechseln sich also Phasen der Regeneration mit Phasen der Aktivität ab. Alle biologischen Prozesse bis hin zur Zellebene unterliegen diesem 24-Stunden-Zyklus.

Das Interessante dabei ist, dass jeder Mensch einen eigenen, individuellen Rhythmus hat, der sich von dem anderer Menschen durchaus um mehrere Stunden unterscheiden kann. Wir haben also alle eine ideale Zeit, zu der wir schlafen gehen, aufwachen, essen, Sport treiben, arbeiten, lernen. Kennen wir diese Zeiten, können wir uns dieses Wissen zunutze machen.

Die übliche Einteilung der Chronotypen kennen Sie sicher: Frühaufsteher (Lerchen), Nachtmenschen (Eulen) und Menschen ohne besondere Präferenzen (Kolibris). Aber haben Sie schon von Delfinen, Löwen, Wölfen und Bären in diesem Zusammenhang gehört? Der bekannte amerikanische Schlafforscher Michael Breus hat diese vier Chronotypen definiert, da er erkannt hat, dass bei den gängigen Unterscheidungen zwei wesentliche Merkmale unberücksichtigt bleiben: der Schlaftrieb und das individuelle Verhaltensmuster.

WAS IST DER SCHLAFTRIEB? Der Schlaftrieb ist genetisch festgelegt. Er bestimmt die Schlafdauer und -tiefe eines Menschen. Personen mit einem geringen Schlaftrieb wachen leicht auf und kommen mit wenig Schlaf aus. Menschen mit einem hohen Schlaftrieb schlafen tief und fest und brauchen mehr Schlaf. Personen mit einem mittleren Schlaftrieb schlafen relativ fest und sind nach durchschnittlich sieben Stunden fit.

Auch Verhaltensmuster und der Lebensstil scheinen einen Effekt auf die Chronobiologie zu haben. So ergaben erste Studien, dass Morgentypen sich eher gesund ernähren und aktiver sind als Abendtypen, denen mehr Ruhe, aber auch Impulsivität zugeschrieben wird. Aber auch hier gilt wieder: Bitte kein Schubladendenken! Ihr Chronotyp (egal, nach welchem Modell) verrät nicht alles über Sie. Interessant ist diese Typologie vor allem, weil sie Ihnen Hinweise gibt, wie Sie Ihren Alltag etwa im Hinblick auf Schlafens-, Essens- oder Arbeitszeiten so gestalten können, dass Sie sich insgesamt fitter fühlen und zugleich besser schlafen. Was hat es nun mit den vier Chronotypen auf sich? Warum gerade Delfin, Löwe, Wolf und Bär?

Der Delfin ist, wenn es um das Thema Schlaf geht, ein besonders interessantes Tier. Denn Delfine schlafen nur mit einer Gehirnhälfte und haben dabei nur ein Auge zu. Sie tauchen alle 20 Minuten auf und nehmen einige Atemzüge. Die „menschlichen Delfine" in Breus' Typologie haben ebenfalls einen sehr leichten Schlaf. Sie wachen schon bei leichten Geräuschen auf und sind generell mehrfach nachts wach. Tagsüber fühlen sie sich eher müde, erst am späten Abend sind sie hellwach. Am produktivsten sind Delfine immer wieder schubweise im Tagesverlauf. Delfine sind eher vorsichtige, introvertierte Menschen, die nach Perfektion streben. Breus geht davon aus, dass ungefähr 10 Prozent aller Menschen diesen Chronotyp haben, er ist damit vergleichsweise selten.

Ganz anders ticken Löwen: In der Natur zählt der Löwe zu den Vielschläfern mit bis zu 20 Stunden. Da er kaum natürliche Feinde hat, kann er sich das lange Schlafen leisten, denn er muss nicht ständig auf der Hut sein. Menschen mit dem Chronotyp Löwe sind schon bei Tagesanbruch hellwach, dann am produktivsten und werden bereits am späten Nachmittag wieder müde. Sie sind anpackend, leistungsstark und optimistisch, legen viel Wert auf Gesundheit und körperliche Fitness. Laut Breus sind 15 bis 20 Prozent der Bevölkerung Löwen.

Der Wolf ist in gewisser Weise das Gegenstück zum Löwen, auch diesem Chronotyp werden 15 bis 20 Prozent der Bevölkerung zugeordnet. Wölfe sind nachtaktiv. Ein Mensch mit diesem Chronotyp ist morgens sehr müde, was bis zum Mittag anhalten kann. Dafür wird er gegen Abend immer wacher und produktiver. Vor Mitternacht geht der Wolf nicht ins Bett, eher später. Wölfe tendieren zu Impulsivität, sind kreativ und risikofreudig.

Die große Mehrheit der Menschen, ungefähr 50 Prozent der Bevölkerung, wird dem Chronotyp Bär zugeordnet. Echte Bären verschlafen die Hälfte ihres Lebens, nämlich jeweils die Wintermonate. Auch Menschen dieses Typs schlafen oft und gerne. Bis ein Bär wach wird, dauert es ein wenig. Ab Mitte des Vormittags ist der Bär dann aber fit und produktiv. Am Abend wird er dann wieder müde und freut sich auf das Bett. Bären sind meist extrovertiert, gesellig und legen Wert auf Harmonie. Und sie haben einen großen Vorteil: Dass dies der mit Abstand verbreitetste Typ ist, ist wahrscheinlich auch der Grund dafür, dass unser heutiges gesellschaftliches Leben sich vorwiegend im Rhythmus des Bären-Chronotyps bewegt. Deshalb fällt es Menschen dieses Typs relativ leicht, im Einklang mit ihrem Rhythmus zu leben.

Wahrscheinlich haben Sie schon beim Lesen überlegt, welcher Chronotyp am ehesten Ihrem entspricht. Auch wenn es keine hundertprozentige Passung gibt, haben Sie vermutlich eine Tendenz erkannt. Was machen Sie nun mit dieser Erkenntnis? Klar ist: Je besser Sie Ihren eigenen Rhythmus kennen und verstehen und dadurch mit Ihrer inneren Uhr im Einklang leben, desto wohler fühlen Sie sich. Das Leben im eigenen Rhythmus ist somit Teil Ihrer persönlichen Selbstfürsorge. Zum Erhalt der Leistungsfähigkeit und der Gesundheit ist es mehr als empfehlenswert, seinem eigenen Rhythmus so gut wie möglich zu folgen.

Was können Sie aber nun tun, wenn Ihr Tagesablauf nicht zu Ihrem Chronotyp passt? Leider wird es nicht immer möglich sein, den Alltag ideal an den eigenen Rhythmus anzupassen. Trotzdem lohnt es sich, zu überlegen, ob man doch einige Dinge ändern kann und will. Glücklich ist, wer flexible Arbeitszeiten hat – nutzen Sie diese, selbst wenn die Frühaufsteher unter den Kollegen verwundert sind, wenn Sie Ihre Präsentation um 23 Uhr rausschicken. Doch auch, wenn sich an den Arbeitszeiten nichts ändern lässt, haben Sie eventuell im Privatleben Spielraum: Wenn Sie ohnehin schon um 5 Uhr wach sind, können Sie die Zeit nutzen für Frühsport, eigene Projekte oder einen besonders selbstfürsorglichen Start in den Tag. Wer hingegen durch die Arbeit Frühaufsteher wider Willen ist, kann zumindest versuchen, die morgendlichen To-dos auf ein Minimum zu reduzieren, um so lange wie möglich schlafen zu können.

LICHT NUTZEN: Wenn Sie morgens früh aufstehen müssen und Ihnen das schwerfällt, kann ein Lichtwecker hilfreich sein. Dieser simuliert den Sonnenaufgang, bevor der eigentliche Wecker ertönt. So wird Ihr Körper sanft darauf vorbereitet, wach zu werden. Am Arbeitsplatz können Sie beispielsweise mit einer Tageslichtlampe positive Effekte erzielen. Schalten Sie diese aber zwei bis drei Stunden vor dem Schlafengehen aus, damit sich Ihr Körper auf die Nacht vorbereiten kann.

Überlegen Sie, welche Möglichkeiten Sie persönlich haben, um mehr in Ihrem eigenen Rhythmus zu leben. Beziehen Sie eventuell auch Ihre Familie und Ihr Arbeitsumfeld mit ein. Vielleicht stellt sich heraus, dass hier viel mehr machbar ist, als Sie ahnen. Schließlich profitieren alle davon, wenn Sie fitter, leistungsfähiger und „besser drauf" sind.

Was ist Ihre Grundbestrebung?

Ein anderes Modell, das aus der Paartherapie und dem Kommunikationstraining entstanden ist, ist das Riemann-Thomann-Modell. Es beschreibt vier Grundbestrebungen des Menschen: die Distanz-, die Nähe-, die Dauer- und die Wechselbestrebung.

1 **DISTANZBESTREBUNG:** Personen, die nach Distanz streben, möchten ihr Selbst bestmöglich bewahren, unabhängig sein und auf niemanden angewiesen sein. Sie wirken auf andere oft kühl, distanziert, zum Teil auch arrogant. Sie halten andere Menschen auf Distanz, aus Angst vor Nähe, Bindung und Hingabe. Es fällt ihnen schwer, sich jemandem anzuvertrauen, um Hilfe zu bitten oder sich fallen zu lassen.

2 **NÄHEBESTREBUNG:** Personen, die nach Nähe streben, umgeben sich gerne mit anderen Menschen und streben nach nahen Beziehungen. Sie haben Angst vor dem Alleinsein und Verlassenwerden und sind abhängig von anderen. Diese Typen haben Schwierigkeiten, sich abzugrenzen, auch mal Nein zu sagen, ihre Bedürfnisse wahrzunehmen und durchzusetzen.

3 **DAUERBESTREBUNG:** Diese Personen streben nach Vertrautem und Gewohntem. Sie haben Angst vor Neuerungen, scheuen das Risiko und Unvorhersehbares. Sie lieben Ordnung und Gesetzmäßigkeiten. Sie planen gerne alles im Voraus und sind vorsichtig. Häufig haben sie Schwierigkeiten, sich zu entscheiden.

4 **WECHSELBESTREBUNG:** Menschen dieses Typs streben nach Veränderungen. Sie lieben die Freiheit, alles Neue und sind bereit, Risiken einzugehen. Einschränkungen sind ihnen zuwider. Sie streben oft nach sofortiger Bedürfnisbefriedigung und bringen Dinge häufig nicht zu Ende, hinterlassen Chaos und scheuen sich, langfristige Verpflichtungen einzugehen.

Auf der nächsten Seite finden Sie eine Darstellung des Modells. Wie schätzen Sie sich selbst ein, welche Tendenz ist für Sie typisch? Und was sagt das über Sie aus? Grundsätzlich gibt es hier auch kein Richtig und Falsch, keine Tendenz ist „gut" oder „schlecht". Vielleicht finden Sie es auch ziemlich schwer, sich eindeutig einzuordnen, und sehen sich eher in der Mitte. Das ist ein gutes Zeichen: Ei-

DAS RIEMANN-THOMANN-MODELL

Wozu tendieren Sie, vor allem bei Stress? Folgen Sie gern Ihrer Tendenz. Ist diese jedoch extrem ausgeprägt, kann das ein Warnsignal sein.

Dauer
Ordnen der Innen- und der Außenwelt, Tabellen und Schemen, putzen, abwaschen, staubsaugen

Nähe
Wärme suchen, (an)klagen, klönen, regredieren, sich verkriechen, sich anlehnen, sich ausweinen, ankuscheln, verstanden werden

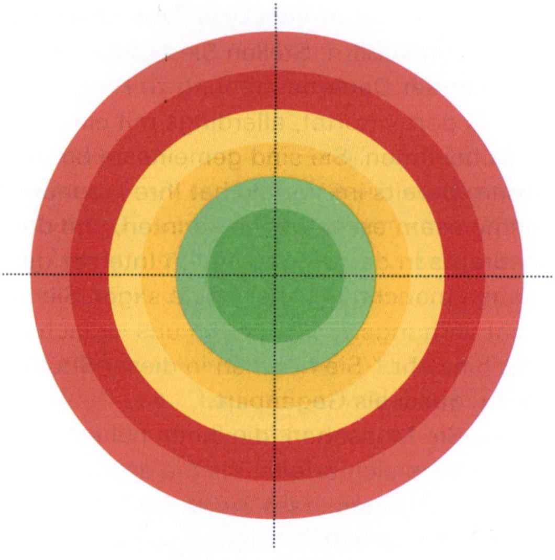

Distanz
Alleine sein, durchdenken, mit sich ins Reine kommen, Selbsterforschung, von den Dingen Abstand bekommen

Wechsel
Möbel umstellen, „Tapetenwechsel", ablenken, Reisen machen, neue Leute kennenlernen, Flucht nach vorn, Szenen und Dramen

ne Orientierung hin zur Mitte stellt eine Ausgewogenheit dar, die Ausdruck seelischer Gesundheit ist. Bei Stress hingegen verschieben sich die jeweiligen Ausprägungen zum Rand hin, verstärken sich also und werden extremer.

Es kann eine Hilfe sein, wenn Sie wissen, wohin Ihre Tendenzen in Stresssituationen gehen: Brauchen Sie eher Ihre Ruhe (Distanz) oder jemanden zum Reden (Nähe)? Würden Sie an stressigen Tagen am liebsten einfach weit wegfahren, um den Kopf freizubekommen (Wechsel)? Oder gleichen Sie das Chaos im Leben lieber dadurch aus, dass Sie Ihre Wohnung gründlich aufräumen und putzen (Dauer)? All das ist in Ordnung, Sie dürfen Ihrer Bestrebung nachgehen, solange es nicht zu extrem wird. Problematisch wird es erst, wenn durch anhaltenden Stress diese Extreme zum Dauerzustand werden. Das kann zu psychischen Erkrankungen wie Depressionen, Persönlichkeitsstörungen oder Zwangserkrankungen führen. In diesem Fall sollten Sie sich professionelle Hilfe holen.

Jenseits von schädlichen Extremen ist es aber durchaus normal, dass die Ausprägungen der Bestrebungen sich verändern. Auch dann, wenn die Grundbestrebung recht klar ist, kann sie sich je nach Situation unterschiedlich äußern. Stellen Sie sich beispielsweise vor, Sie sind vorwiegend in der Dauerbestrebung zu Hause. Ihre beste Freundin ist ebenfalls dort verortet, allerdings mit einer noch stärkeren Ausprägung als bei Ihnen. Sie sind gemeinsam bei einer Theatervorstellung gewesen. Bereits im Vorfeld hat Ihre Freundin überlegt, wo Sie danach gemeinsam essen gehen könnten, und die Speisekarten diverser Restaurants in der Umgebung im Internet durchstöbert. Das machen Sie auch manchmal. Aber heute sagen Sie ihr: „Wir werden schon nicht verhungern. Wir lassen uns einfach treiben und gucken, wo es uns hinzieht." Sie nehmen in dieser Situation die Wechselposition ein, quasi als Gegenpart.

Vielleicht kennen Sie Menschen, die Ihnen nahestehen, bei denen Sie andere Seiten von sich zeigen, als Sie das normalerweise tun? Dann kann es daran liegen, dass Sie eine ähnliche Ausprägung haben, aber die Intensität verschieden ist. Vielleicht fühlen Sie sich aber auch von Menschen angezogen, die ganz anders als Sie selbst sind. Nicht umsonst gibt es das Sprichwort: Gegensätze ziehen sich an. Sie finden diese Personen auf der entgegengesetzten Seite des Riemann-Thomann-Kreuzes. Wenn Ihnen gerade diese Personen besonders sympathisch sind, kann das hilfreich sein, denn sie zeigen Ihnen auf, welche Persönlichkeitsanteile noch in Ihnen schlummern und entdeckt werden wollen.

Bitte kein Selbstoptimierungsstress!

Eigentlich tut Selbstfürsorge gut. Falsch verstanden oder zu rigoros umgesetzt, kann sie jedoch zum Stressfaktor werden.

Haben Sie nach dem Lesen der bisherigen Kapitel das Gefühl, Sie hätten noch unglaublich viel zu lernen und müssten nun zahlreiche Themen auf einmal angehen? Vielleicht haben Sie auch Gefallen an einer der hier beschriebenen Übungen gefunden und überlegen nun, diese mehrmals am Tag zu machen, um die Wirkung zu steigern. Weil Sie gesund leben möchten, nutzen Sie möglicherweise eine Fitnessuhr, mit der Sie Ihren Puls, Ihre Schlafqualität und zahlreiche andere Werte überwachen, um bei Abweichungen sofort gegensteuern zu können. All das ist möglich, aber ist es auch sinnvoll?

Selbstfürsorge ist kein „Projekt“, das perfekt erledigt werden muss. Ja, es ist wichtig, Selbstfürsorge ernst zu nehmen. Viele Menschen setzen sich jedoch mit dem Gedanken unter Druck, in jedem Moment die optimale Selbstfürsorge umsetzen zu müssen. Insbesondere wenn Ihr innerer Antreiber „Sei perfekt!“ dominant ist, kann es sein, dass Sie dazu neigen, zu viel oder zu zwanghaft Selbstfürsorge zu betreiben. Im Kern geht es bei Selbstfürsorge jedoch vor allem darum, zu bemerken, wann Sie zu wenig fürsorglich zu sich selbst sind. Dann gilt es, endlich mal Nein zu sagen, zu delegieren, sich Freiräume zu schaffen und abzuschalten. Manchmal hilft auch, einfach mal gar nichts zu tun, sich nichts vorzunehmen, keinen Haushalt zu machen, sondern einfach mal aus dem Fenster zu schauen oder vor sich hin zu träumen.

Auch die ständigen Vergleiche mit anderen, die frühmorgens um 5 Uhr schon joggen gehen, ein neues kreatives Hobby erlernen oder für immer auf Zucker verzichten, tun Ihnen nicht gut. Es ist wichtig, dass Sie nur auf sich hören und überlegen, was Sie jetzt brauchen. Das darf dann auch schon mal ein Stück Kuchen sein oder einmal

Sport ausfallen lassen. Wichtig ist nur, dass dies die Ausnahme bleibt. Verlieren Sie Ihr Ziel nicht aus den Augen, denn Selbstfürsorge ohne klares Ziel kann leicht ins Leere laufen.

MEHR LEISTEN DURCH ACHTSAMKEIT: Es gibt Menschen, die merken, dass sie mit Achtsamkeitsübungen ihre Konzentration stärken und länger arbeiten können. Wenn die Übungen jedoch genutzt werden, um einen Zehn-Stunden-Arbeitstag noch zu verlängern, ist das keine Selbstfürsorge, sondern Selbstausbeutung.

Wenn Sie einen Yogakurs in Ihren ohnehin schon vollen Tag quetschen, in der Hoffnung, dass er Sie entspannt, stattdessen aber merken, dass Ihnen kaum noch Zeit für andere Dinge bleibt, dann läuft etwas schief. Es geht nicht darum, so viel Selbstfürsorgetermine wie möglich unterzubringen, sondern eine entspannte Haltung zu erlernen. Also schauen Sie genau hin, wofür Sie welche Selbstfürsorgetechnik erlernen und einsetzen wollen. Weniger ist oft mehr!

Der Teil der Selbstfürsorge, der am meisten unterschätzt wird, ist das „dolce far niente", das süße Nichtstun. Nichts zu machen klingt so einfach, und zählt vielleicht doch zu den schwierigsten Dingen, die wir uns vornehmen können. Nichtstun kann heißen: ein Spaziergang, ein Tag ohne Handy, ein Wochenende ohne Termine, einfach auf der Couch lümmeln. All dies kann ein wichtiger Teil Ihrer Selbstfürsorge sein. Denken Sie an die Katze: Sie macht immer das, was sie gerade braucht. Wenn sie hungrig ist, geht sie auf Beutejagd, wenn sie satt ist, legt sie sich hin und schläft, wenn ihr langweilig ist, spielt sie oder sie putzt sich. Betreiben Sie Ihre Selbstfürsorge nach dem gleichen Prinzip: Achten Sie darauf, was Sie in diesem Moment brauchen, und tun Sie das, wonach Ihnen ist.

80 Prozent sind gut genug

Es geht also nicht um Perfektionismus. Oft wird dieser mit Selbstfürsorge verwechselt, man glaubt, dass er guttun könnte. In Wirklichkeit kann er zu einem anhaltenden Zustand von Selbstkritik und Unzufriedenheit führen. Das Streben nach makellosen Ergebnissen und selbst auferlegter, unnötiger Druck können chronischen Stress und Angstzustände verursachen und das Selbstwertgefühl verringern.

Viel wichtiger für wahre Selbstfürsorge sind Selbstliebe und Selbstakzeptanz. Wer für sich selbst sorgt, besitzt die Fähigkeit, sich selbst mit Freundlichkeit und Verständnis zu begegnen, sich anzunehmen. Entwickeln Sie realistische Erwartungen an sich selbst und akzeptieren Sie, wenn Sie in manchen Bereichen nur 80 Prozent erreichen. Diese Zahl ist nicht zufällig gewählt, dahinter steht das Pareto-Prinzip. Es ist auch als 80/20-Prinzip bekannt und besagt, dass in vielen Situationen etwa 20 Prozent der Anstrengungen 80 Prozent der Ergebnisse erzielen und dass für die restlichen 20 Prozent des Ergebnisses wiederum 80 Prozent der Anstrengung benötigt werden. Nur etwa 20 Prozent Ihrer Anstrengungen reichen also oft aus, um einen Großteil der gewünschten Ergebnisse zu erzielen (in Schulnoten sind 80 Prozent ein „gut").

So lässt sich jede Menge Zeit und Energie sparen. Überlegen Sie einmal, wo Ihnen 80 Prozent des Ergebnisses (also ein gutes Ergebnis) reichen würden und was Sie mit der gewonnenen Zeit machen könnten. Setzen Sie sich nicht unter Druck, diese Zeit zu füllen. Denken Sie daran: Auch Nichtstun ist Selbstfürsorge!

Eine ehrliche Bestandsaufnahme

Wie geht es Ihnen gerade wirklich? Was ist gut in Ihrem Leben, was fehlt Ihnen? Wie fühlen Sie sich die meiste Zeit des Tages?

Im Kapitel über Stress und Stressbewältigung haben Sie schon einiges über die Stressreaktionen im Körper erfahren. Für die nächste Übung ist es als Hintergrundwissen interessant, sich die Entwicklung des Gehirns zu vergegenwärtigen. Es wird Ihnen dann leichter fallen, zu verstehen, was Ihre Emotionen beeinflusst und auf welche Weise es Ihnen möglich ist, selbst Einfluss zu nehmen. Denn Selbstfürsorge ist – wie bereits erwähnt – nicht starr und immer gleich.

Was Ihnen wirklich guttut, hängt auch davon ab, wie es Ihnen aktuell geht. Was dem einen in einer guten Phase hilft, positiv zu bleiben, führt den anderen noch lange nicht aus einem Tief.

Die Struktur unseres Gehirns ist das Ergebnis seiner evolutionären Entwicklung und dadurch sehr alt. Es besteht aus drei Ebenen: dem Hirnstamm (oft als Reptiliengehirn bezeichnet), dem limbischen System (auch altes Säugetiergehirn oder emotionales Gehirn genannt) und dem Neocortex (neues Säugetiergehirn). Der Hirnstamm ist zuständig für grundlegende Überlebensfunktionen des Individuums, einschließlich der „Fight or Flight"-Reaktion bei Bedrohung, sowie basale Triebe wie Reproduktion. Das limbische System steuert Emotionen, soziale Bindungen, Hierarchien und Rivalität. Der Neocortex ist für komplexe Lern- und Anpassungsprozesse zuständig. Er ermöglicht Ihnen, über sich selbst nachzudenken, Ihre Gefühle und Ihr Verhalten zu reflektieren und mit anderen darüber zu sprechen.

Ein so ausgereiftes Gehirn ist indes auch recht anfällig für Störungen wie Stress und mentale Überlastung. So können beispielsweise Gedanken und Vorstellungen unser Gehirn in einen Bedrohungszustand – den Alarmmodus – versetzen, obwohl es keine reale Bedrohung gibt. Dieser sehr alte, archaische Modus hat unsere Vorfahren vor realen Gefahren wie dem Säbelzahntiger geschützt, wie Sie bereits erfahren haben. Heute sind jedoch in vielen Fällen Ihre Gedanken Ihr ganz persönlicher Säbelzahntiger. Diese Gedanken können Sie in den Alarmmodus versetzen und somit Ihren Alltag negativ beeinflussen.

Die gute Nachricht ist: Das geht auch umgekehrt. Sie können sich durch Gedanken und Vorstellungen in einen angenehmen Zustand bringen, also in einen selbstfürsorglichen Modus, in dem Ihr Gehirn auf Selbstfürsorge ausgerichtet ist und Ihr Körper entsprechende Hormone ausschüttet. Was es mit den jeweiligen Modi oder auch Emotionsregulationssystemen auf sich hat, erfahren Sie in den folgenden Abschnitten.

Alarm, Antrieb oder Fürsorge

Drei verschiedene Emotionsregulationssysteme, in denen sich Menschen abwechselnd befinden, sind zuständig dafür, wie wir uns gerade fühlen. Jeder Mensch kann dabei innerhalb eines Bruchteils einer Sekunde von einem Zustand in den anderen wechseln.

1 DAS ALARMSYSTEM: Hier geht es um Selbstschutz. In Momenten der Bedrohung schalten Sie auf Kampf, Flucht oder Erstarrung um, je nach Situation und persönlicher Veranlagung. Sie können aggressiv werden, ängstlich oder abweisend. Ihr Puls beschleunigt sich, Ihr Mund wird trocken, Ihre Atmung beschleunigt sich ebenfalls und Ihre Muskeln sind angespannt. Stellen Sie sich vor, Sie gehen abends im Dunkeln durch einen Park. Plötzlich hören Sie ein Geräusch, im Augenwinkel sehen Sie einen Schatten, der aussieht wie eine Schlange! Sie weichen instinktiv zurück. Kurze Zeit später fällt Ihnen ein, dass es hierzulande keine gefährlichen Schlangen gibt. Ihr Alarmsystem wurde trotzdem sofort aktiviert.

2 DAS ANTRIEBSSYSTEM: Es kommt immer dann zum Zuge, wenn Sie etwas benötigen. Sie haben beispielsweise Hunger, sind durstig, müde oder brauchen neue Kleidung. Wenn Sie Hunger haben, wird Ihr Speichelfluss angeregt, Ihr Magen knurrt und Sie machen sich etwas zu essen. Sie streben nach Bedürfnisbefriedigung (werfen Sie hierzu noch mal einen Blick auf Seite 10). Oder Sie gehen einkaufen, weil Sie das Gefühl haben, im Kleiderschrank nichts Schönes mehr zu finden. Wenn Sie dann etwas gekauft haben, das Ihnen sehr gut gefällt, stellt sich kurzzeitig ein Gefühl der Befriedigung ein. Das Antriebssystem ist aber auch dann aktiv, wenn Sie nach Leistung, Macht, Anerkennung oder Belohnung streben, sei es bei persönlichen Projekten, Hobbys oder beruflichen Zielen. Sie sind motiviert und die Aufgaben fallen Ihnen leichter, weil Sie auf die Erfüllung Ihrer Bedürfnisse und Ziele hinarbeiten.

3 DAS FÜRSORGESYSTEM: Hier geht es um Selbstfürsorge: Dieses System ist immer dann aktiv, wenn gerade keine Bedrohung existiert und Ihre Grundbedürfnisse gestillt sind. Sie empfinden ein Gefühl von Ruhe, Sicherheit, sozialer Verbundenheit und Wohlbefinden. Wenn Sie regelmäßig auf Ihre eigenen Bedürfnisse achten und sich selbst fürsorglich behandeln, stellen sich langfristig Wohlbefinden, Gelassenheit und Zufriedenheit ein. Anders gesagt: Sie waren erfolgreich fürsorglich zu sich selbst!

Sie können sich mit einer einfachen Übung vor Augen führen, wie sich die drei Regulationssysteme bei Ihnen zueinander verhalten. Dazu brauchen Sie lediglich Stift und Papier. Malen Sie zwei Kreise, einen für Ihr Privatleben und einen für Ihr Berufsleben, wenn Sie beruflich tätig sind. Zeichnen Sie dann die drei Regulationssysteme,

Alarm-, Antriebs- und Fürsorgesystem hinein, in Form von Tortenstücken, deren Größe Sie in Prozent angeben. Hierbei ist es wichtig, dass dieses Tortendiagramm Ihr persönliches Gefühl wiedergibt. Wie viel Prozent des (Arbeits-)Tages sind Sie gefühlt im Alarmsystem, im Antriebssystem und im Fürsorgesystem?

Sind Sie mit Ihrer persönlichen Aufteilung zufrieden? Gut! Oder haben Sie sich eher erschreckt? Wenn Sie die überwiegende Zeit (abgesehen vom Schlafen) mit einem nervenaufreibenden Job, mit der Kinderbetreuung und dem Haushalt verbringen, ist es kein Wunder, dass Sie zu oft im Alarm- oder Antriebssystem sind. Es ist schlicht und einfach keine Zeit mehr für Fürsorge, geschweige denn, für Selbstfürsorge. Für andere planen Sie oft das Umsorgen in Ihren Tag ein. Aber für sich selbst?

Sie sehen im Diagramm genau diesen Effekt und wünschen sich eine andere Verteilung? Dann gilt es, die Prioritäten zu verschieben. Sie haben es in der Hand, sich ein entsprechendes Ziel zu setzen. Ein Beispiel: Sie möchten Ihren Alarmmodus zugunsten des Fürsorgemodus um 10 Prozent des Tages reduzieren. Bei der praktischen Umsetzung kann Ihnen das Wunderrad helfen, eine Übung, die Ihre Selbstfürsorgekräfte fast wie von allein erheblich stärkt. Mehr dazu gleich. Aber vorher stellen wir Ihnen eine Abkürzung vor.

Ein Ausflug ins Fürsorgesystem

So möchten spüren, wie sich das Fürsorgesystem anfühlt? Mithilfe dieser Übung gelangen Sie dorthin.

Zunächst sollten Sie sich entspannen. Nutzen Sie dazu eine Übung, zum Beispiel die auf Seite 48. Wenn Sie dann ganz entspannt sind, stellen Sie sich einen Ort vor, an dem Sie sich ganz sicher und geborgen fühlen. Lassen Sie sich Zeit, den Ort zu finden. Wo sind Sie? Was sehen Sie? Was hören Sie? Was können Sie riechen oder auch schmecken? Was fühlen Sie?

Wenn Sie noch gar keine Idee haben, welcher Ort ein sogenannter sicherer Ort für Sie sein könnte, kann es helfen, wenn Sie erneut einen Blick auf die Fotos im Anhang werfen: Welches Motiv verbinden Sie mit einem Gefühl von Geborgenheit? Stellen Sie sich vor, an welchem Ort dieses Bild aufgenommen worden sein könnte. Was gibt es dort noch? Welche Geräusche hören Sie, wie riecht die Luft? Lassen Sie diesen Ort in Ihrer Vorstellung lebendig werden.

Indem Sie Ihre Sinne in die Vorstellung mit einbeziehen, können Sie ganz in den Ort eintauchen. Idealerweise stellt sich ein Gefühl der Geborgenheit ein, das Sie im ganzen Körper spüren.

Der sichere Ort ist also ein Ort, der für Sie zu 100 Prozent mit positiven Gefühlen verbunden ist. Dies kann ein Ort im Freien sein oder im Haus, ein Ort aus der Vergangenheit oder aus dem Urlaub. Es kann ein Ort sein, der wirklich existiert, oder einer, den Sie nur in Ihrer Vorstellung erschaffen. Sollten Sie auch nur einen Hauch negativer Gefühle verspüren, so ist dies nicht der richtige sichere Ort für Sie. Dann machen Sie die Übung noch einmal und suchen Sie nach einer anderen, besser geeigneten Umgebung. Wichtig ist, dass Sie das gedankliche Gehen an den sicheren Ort immer wieder üben. Denn das Ziel ist, dass Sie auch in schwierigen Zeiten oder in stressigen Situationen in der Lage sind, an diesen Ort zu gehen und sich selbst zu beruhigen.

Klappt es nicht mit dem sicheren Ort? Das ist nicht schlimm, es gibt in diesem Buch auch noch andere Übungen, mit denen Sie Ihr Fürsorgesystem aktivieren können. Denken Sie immer daran: Setzen Sie sich nicht unter Druck. Nicht jede Übung in diesem Buch muss automatisch für Sie funktionieren. Probieren Sie einfach aus, womit Sie die besten Erfahrungen machen.

Vielleicht läuft es jedoch richtig schief. Dann kommen Ihnen bei dieser Übung immer negative Assoziationen in den Sinn, die sogar Ihr Alarmsystem aktivieren. Erleben Sie dies auch bei anderen Übungen dieses Buches? Dann kann es sein, dass Sie jemand sind, der mit Entspannungsverfahren generell wenig anfangen kann. Auch das ist in Ordnung. In diesem Fall hilft es vielleicht, stärker bewegungsorientierte Verfahren kennenzulernen und damit Ihren Körper besser wahrzunehmen. Probieren Sie aus, was Ihnen liegt. Keinesfalls sollten Sie deswegen aufgeben. Es lohnt sich, zu suchen, bis Sie das Passende gefunden haben.

Die Veränderung in Gang setzen

Übungen wie die eben beschriebene können uns wertvolle Momente der Entspannung und Ruhe verschaffen. Doch klar ist auch: Sie können nicht den ganzen Tag gedanklich an Ihrem sicheren Ort verbringen. Wenn Sie bei Ihrer Bestandsaufnahme festgestellt haben, dass Sie viel zu oft im Alarmsystem sind und unter Dauerstress stehen, dann brauchen Sie mehr als kurze Übungen: Hier sind Veränderungen nötig, oft in verschiedenen Lebensbereichen. Wahrscheinlich haben Sie schon einige Ideen, was sinnvoll wäre. Doch die schiere Menge an „Baustellen" kann auch erdrückend wirken. Wie kann es da gelingen, eine positive Veränderung anzustoßen?

Ein guter erster Schritt hierzu kann das „Wunderrad" sein. Das Wunderrad ist eine von Maja Storch und Julius Kuhl entwickelte Kreativitätsübung, bei der das Selbst tätig wird und der Verstand eine Pause einlegen darf.

SO GESCHIEHT DAS WUNDER: Das Wunderrad erweitert den Horizont und setzt kreative Kräfte frei, die durch andere Methoden nicht so leicht zugänglich sind. Das Besondere bei dieser Übung ist, dass viele Informationen parallel verarbeitet werden und es dadurch zu einem Ideenfluss kommt.

Überlegen Sie sich fünf Bereiche, in denen Sie fürsorglicher zu sich selbst sein möchten. Ein paar Beispiele: „ausreichend Wasser trinken", „regelmäßige Bewegung", „eine schlaffördernde Abendroutine", „eine Entspannungstechnik erlernen", „ausreichend Pausen bei der Arbeit machen", „mehr Gemüse essen" … Natürlich sind noch zahlreiche andere, teilweise sehr individuelle Vorsätze denkbar. Was fällt Ihnen ein? Notieren Sie sich Ihre fünf Bereiche in einem Wunderrad – eine Vorlage finden Sie auf der nächsten Seite.

Nun nehmen Sie sich die einzelnen Bereiche Ihres Wunderrads der Reihe nach vor. Nehmen wir mal als Beispiel an, Sie starten mit „regelmäßige Bewegung". Dafür zeichnen Sie nun ein weiteres Wunderrad und tragen dort „regelmäßige Bewegung" in der Mitte ein. Jetzt gilt es, konkrete Ideen zu generieren, bei welchen Gelegenheiten Sie sich regelmäßig bewegen können. Sie könnten sich beispielsweise vornehmen, Ihr Kind täglich mit dem Rad zum Kindergarten zu bringen, sich beim Arbeiten immer wieder zwischendurch hinzustellen, zwei Mal wöchentlich joggen zu gehen oder am Wochenende etwas Aktives zu machen. Überlegen Sie, was zu Ihrem Alltag passt, und füllen Sie das Wunderrad mit den Optionen, die Ihnen einfallen. Genauso machen Sie es mit den anderen vier Bereichen, denen Sie ebenfalls jeweils ein Wunderrad widmen.

Wenn Sie alle fünf Wunderräder ausgefüllt haben, bringen Sie diese in eine Reihenfolge je nach Schwierigkeitsgrad. Nun beginnen Sie mit dem leichtesten Wunderrad. Überlegen Sie sich, welchen

IHR WUNDERRAD

In einem Wunderrad sammeln Sie Ideen, um ein selbstfürsorgliches Ziel zu erreichen. Hier eine Vorlage und ein Beispiel.

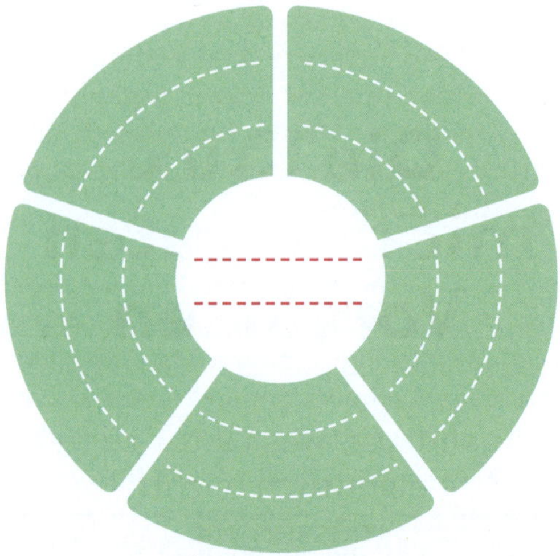

Vorlage

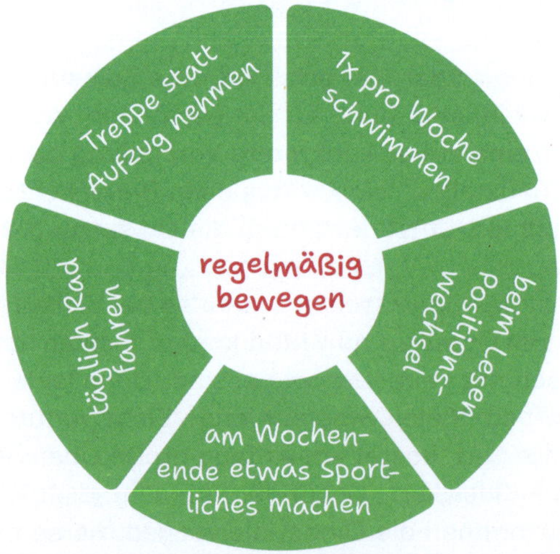

Beispiel ausgefülltes Wunderrad

der fünf Einzelaspekte Sie am leichtesten umsetzen können, und üben Sie dies ein paar Wochen. Danach ergänzen Sie nach und nach einen Aspekt, auf den Sie Lust haben. Nach einigen Wochen reflektieren Sie Ihre Fortschritte und überprüfen die Wunderräder erneut. Sie werden feststellen, dass durch bewusstes Handeln und kontinuierliche Anstrengung bereits vieles in Bewegung gesetzt wurde. Und was ist mit dem, was Sie (noch) nicht umgesetzt haben? Überlegen Sie sich, welcher dieser Punkte Ihnen wichtig ist. Es gibt weitere Tipps und Strategien, um auch diese Ziele zu erreichen. Lesen Sie hierzu das nächste Kapitel.

Die Krux mit den guten Vorsätzen

Uns selbst etwas Gutes zu tun, sollte eigentlich leichtfallen. Doch oft müssen wir uns dazu bewusst Ziele setzen.

Sie haben nun einiges darüber erfahren, was Selbstfürsorge bedeutet – ganz allgemein, aber auch für Sie persönlich. Wahrscheinlich haben Sie dabei eine etwas konkretere Vorstellung davon bekommen, wo Ihre „Baustellen" sind, in welchen Bereichen Sie also etwas ändern möchten. Jetzt geht es an die Umsetzung. Und diese fällt oft schwer.

Eigentlich ist das überraschend, geht es bei Selbstfürsorge doch darum, sich selbst Gutes zu tun. Man könnte meinen, dass wir da ganz automatisch mit Feuereifer dabei sind. Doch leider ist es im echten Leben oft so: Vieles, was auf lange Sicht guttut und das Wohlbefinden steigert, kostet am Anfang große Überwindung. Man denke nur an die Klassiker: „Gesünder essen" und „(mehr) Sport treiben". Hinzu kommen die Dinge, die wir reduzieren möchten, etwa „weniger Alkohol“, „nicht mehr rauchen“, „weniger Zeit am Handy“ und vieles mehr.

Viele Menschen kommen mindestens ein Mal pro Jahr auf einige dieser Punkte zurück – es sind schließlich die klassischen Neujahrsvorsätze. Deren Erfolgsquote ist leider nicht sehr ermutigend: Ein Viertel der Menschen mit Vorsätzen hat diese bereits nach zwei Wochen gebrochen, nach sechs Monaten hat mehr als die Hälfte aufgegeben. Wenn es Ihnen selbst schon so ging, mag es Sie trösten, dass Sie mit Ihrer Erfahrung nicht allein sind. Viel wichtiger ist aber die Frage: Was läuft da schief? Und wie können Sie es schaffen, Ihren guten Vorsätzen (die übrigens nicht nur zu Neujahr gefasst werden dürfen) wirklich treu zu bleiben?

Ziele sind besser als Vorsätze

Ein Grund dafür, dass klassische Neujahrsvorsätze regelmäßig scheitern, besteht darin, dass es sich oft lediglich um Wünsche handelt, die nur vage formuliert werden. „Ab jetzt lebe ich viel gesünder!“ – das wäre zwar schön, doch ein Ziel ist diese Formulierung nicht. Um ein Vorhaben wirklich in die Tat umzusetzen, benötigen wir jedoch genau das: ein konkretes Ziel.

Eine Hilfe bei der Formulierung von Zielen ist die sogenannte SMART-Methode. Sie stammt aus dem Projektmanagement und eignet sich hervorragend, um den nächsten Vorsatz, Ihr kleines oder größeres Projekt, als Ziel zu formulieren. Die fünf Buchstaben stehen für die Wörter „Spezifisch“, „Messbar“, „Erreichbar (engl. achievable)“, „Relevant“ und „Terminiert“:

1 SPEZIFISCH: Das Ziel sollte spezifisch, also möglichst konkret formuliert sein. Beispiel: Statt nur „mehr Sport treiben“, sollten Sie eine konkrete Angabe machen, welchen Sport Sie wie oft und wie lange treiben werden. Beispiel: zweimal pro Woche 45 Minuten joggen.

2 MESSBAR: Das Ziel sollte messbar und quantifizierbar sein. Damit können Sie zu jeder Zeit nachvollziehen, inwieweit Sie konsequent an Ihrem Ziel gearbeitet haben. Beispiel: Statt „weniger Zeit am Smartphone“ legen Sie fest, auf wie viele Stunden die Bildschirmzeit reduziert wird.

3 ACHIEVABLE (ERREICHBAR): Das Ziel sollte angemessen und erreichbar formuliert sein, damit Sie es wirklich umsetzen können. Beispiel: Nehmen Sie sich vor, regelmäßig 20 Minuten in einem Buch zu lesen, das Sie interessiert, dann schaffen Sie es auch, es innerhalb eines bestimmten Zeitraums zu beenden.

4 RELEVANT: Das Ziel sollte für Sie von Bedeutung sein und in Einklang mit Ihren Werten und langfristigen Zielen stehen. Beispiel: Wenn Ihr langfristiges Ziel finanzielle Sicherheit ist, wäre es sinnvoll, monatlich einen festen Betrag zu sparen, anstatt sich auf kurzfristige, nicht notwendige Ausgaben zu konzentrieren.

5 TERMINIERT: Ihr Ziel sollte immer an einen zeitlichen Rahmen gebunden sein, damit Sie genau wissen, wann Sie beginnen, und vor allem, wann Sie Ihr Ziel erreicht haben möchten. Beispiel: Sie legen konkrete Wochentage und Uhrzeiten fest, an denen Sie beispielsweise für einen Stadtlauf trainieren, der zu einem bestimmten Datum stattfindet.

Jetzt sind Sie dran: Notieren Sie das Ziel, das Ihnen aktuell am wichtigsten ist. Schreiben Sie die Buchstaben SMART daneben und haken Sie jeden Buchstaben ab, wenn Sie das Kriterium berücksichtigt haben, oder passen Sie das Ziel bei Bedarf noch einmal an.

Neben der SMART-Regel gibt es ein paar weitere Merkmale, die gute Ziele auszeichnen. Sie sind nicht im Konjunktiv formuliert. Streichen Sie also Formulierungen wie „ich könnte“, „ich sollte“, „es wäre gut“ und ersetzen Sie sie durch „ich kann“, „ich mache“, „es ist gut“. Das erhöht die Verbindlichkeit. Denn die Zielerreichung ist dann nicht bloß eine vage Möglichkeit, sondern wird gedanklich bereits vorausgesetzt. Vermeiden Sie negative Formulierungen. „Ich sollte nicht mehr jeden Tag Fleisch essen“ rückt beispielsweise genau das, was Sie nicht mehr tun wollen – „Fleisch essen“ – in den Fokus und weckt erst recht den Hunger auf ein leckeres Steak. Sagen Sie sich: „Ich esse montags, mittwochs und freitags das vegetarische Essen in der Kantine.“ Dann erscheint vor dem inneren Auge bereits der köstliche Gemüseauflauf.

Schreiben Sie Ihr Ziel auf, am besten von Hand. Schriftlichkeit zwingt zu gedanklicher Klarheit und wirkt wie ein Vertrag mit sich selbst. Sie können sich das Ziel auch auf einem Klebezettel notieren, den Sie so anbringen, dass er täglich in Ihr Sichtfeld kommt, etwa am Kühlschrank, am Schlüsselbrett oder am Spiegel.

Blättern Sie zu nun noch einmal zu den Fotos am Ende des Buches. Welches Bild passt am besten zu Ihrem Ziel? Ein solches Bild hilft Ihnen, sich Ihr Ziel immer wieder vor Augen zu führen, man nennt dieses Prinzip „Visualisierung". Natürlich können Sie zur Visualisierung des Ziels auch anderes Bildmaterial verwenden oder sogar selbst etwas malen, zeichnen oder fotografieren.

Sie haben all diese Regeln beachtet, aber irgendwie klappt es dennoch nicht mit Ihrem Ziel? Dann lohnt es sich eventuell, noch mal einen Schritt zurückzugehen. Im Sinne guter Selbstfürsorge ist es nämlich auch wichtig, den Inhalt Ihres Ziels zu hinterfragen.

Motiviert sein – aber richtig!

Damit Ziele wirklich motivieren, sollten es tatsächlich Ihre ganz persönlichen Ziele sein. Wichtig ist, dass Sie intrinsisch (also von innen) und nicht oder nicht nur extrinsisch (also von außen) motiviert sind.

Bei extrinsischer Motivation liegen die Gründe der Motivation in den Konsequenzen einer Tätigkeit oder werden von anderen als Anreize gesetzt, beispielsweise in Form von Belohnungen oder Lob. Auch die Aussicht, dass die Untersuchungsergebnisse des nächsten Gesundheitschecks beim Arzt besser ausfallen könnten, ist zunächst mal nur eine extrinsische Motivation. Das Problem dabei ist, dass Personen, die nur extrinsisch motiviert sind, zu kurzfristigen Aktivitäten neigen und die Erwartung entwickeln, bei jeder folgenden Aktivität wieder und immer stärker von außen motiviert zu werden. Bleibt dies aus, braucht es einen neuen Anreiz. Fehlt dieser, wird das Verhalten nicht aufrechterhalten.

Die Gründe der intrinsischen Motivation hingegen sind in der Tätigkeit selbst zu finden oder entsprechen vorhandenen inneren Antrieben. Dies ist bei Zielen der Fall, die der Verwirklichung eigener Ideen dienen. Diese Ziele kommen aus Ihnen selbst heraus, es sind frei gewählte Herausforderungen. Der Vorteil der intrinsischen Motivation ist, dass sie dauerhaft ist.

Es ist auch möglich, dass intrinsische Motivation entsteht, wenn äußere Motive in innere verwandelt werden oder die inneren Motive über die äußeren gestellt werden. Um auf das Beispiel zurückzukommen: Schlechte Werte im Gesundheitscheck können durchaus auch dazu führen, dass man eine intrinsische Motivation entwickelt, wenn man sich bewusst macht, wie schön es wäre, sich wieder fit und energiegeladen zu fühlen, und wie wichtig es einem ist, lange gesund zu bleiben und die eigenen Kinder und Enkelkinder aufwachsen zu sehen. Dann ist man stark motiviert, den eigenen Lebensstil zu ändern – das Lob vom Hausarzt beim nächsten Check (also die extrinsische Motivation) wird zu einer erfreulichen Nebensache.

Ein Interview mit sich selbst

Auf der Suche nach der richtigen Motivation kann es helfen, wenn Sie gedanklich ein Interview mit sich selbst führen. Auf diese Weise können Sie sich nachhaltig und langfristig intrinsisch motivieren und gleichzeitig eine gewünschte Verhaltensänderung anstoßen.

Fragen Sie sich zuerst: „Wie wichtig ist mir (nennen Sie Ihr Ziel) auf einer Skala von null bis zehn?" Und dann: „Warum habe ich mich für diesen Wert entschieden und nicht die Null gewählt?"

Nehmen wir an, Ihr Ziel ist es, mit dem Rauchen aufzuhören. Dann haben Sie wahrscheinlich eine höhere Zahl als fünf gewählt, da Sie unter anderem um die hohen Gesundheitsrisiken und finanziellen Kosten wissen. Überlegen Sie, ob es darüber hinaus noch andere Gründe gibt, dieses Ziel zu verfolgen.

MOTIVE HINTERFRAGEN: Es kann helfen, sich zu überlegen, was man den eigenen Kindern vorleben möchte. Oder Sie stellen sich vor, was Sie bei einer Festtagsrede zu Ihrem 100. Geburtstag über diesen Lebensabschnitt und die Veränderungen, die Sie jetzt anstoßen, sagen werden. So können Sie sich genauer mit Ihren Motiven auseinandersetzen und auch feststellen, was Ihnen vielleicht gar nicht so wichtig ist wie gedacht.

Die nächste Frage, die Sie sich selbst stellen sollten, lautet: „Wie zuversichtlich bin ich, dass ich es schaffe (hier nennen Sie Ihr Ziel), auf einer Skala von null bis zehn?" Und dann: „Warum habe ich mich für diesen Wert entschieden und nicht die Null gewählt?"

Da es sich um ein Ihnen wichtiges Thema handelt (keine Null bei der ersten Frage ist hier die Voraussetzung), haben Sie vermutlich bereits kurzfristige Erfolge erzielt oder Unterstützerinnen und Unterstützer an Ihrer Seite, sodass Sie mindestens leicht zuversichtlich gestimmt sind.

Der Trick des motivierenden Interviews: Sie schauen bei diesen Fragen nicht auf all das, was fehlt. Es wird nicht danach gefragt, warum Sie nicht bei zehn sind. Ganz im Gegenteil, Sie beantworten für sich, warum es Ihnen wichtig ist, etwas zu verändern, und was Sie schon alles mitbringen. Das sind die besten Grundlagen, auf denen dann die letzte Frage aufbaut.

Fragen Sie sich am Ende: „Was müsste passieren, damit ich bei der letzten Frage von (bisheriger Wert) auf (bisheriger Wert plus eins) komme?" Diese Fragestellung zwingt Sie dazu, selbst zu benennen, was es braucht, damit es Ihnen gelingt, das Verhalten erfolgreich zu ändern. In der Regel wissen Sie das nämlich selbst am besten. Es gilt: Wer es sagt, verstärkt sein Verhalten. Konkrete Tipps aus diesem Buch verstärken also zunächst einmal eher das Verhalten der Autorinnen als Ihres! Viel wertvoller sind die Empfehlungen, die Sie für sich selbst formulieren.

IN DER DEFENSIVE: Tipps von außen provozieren schnell eine Verteidigungshaltung. Vielleicht haben Sie sich schon beim Lesen beim Gedanken ertappt: „Das ist ja alles schön und gut, aber …" Schon argumentieren Sie für die alte, unerwünschte Gewohnheit und gegen die Veränderung. Eben deshalb ist es so wichtig, dass Sie sich auch selbst Tipps für die Veränderung geben.

Die Fragen dieses Interviews sind gezielt so formuliert, dass Sie Ihre intrinsische Motivation stärken, denn Sie wollen schließlich für sich selbst etwas verändern. Sie müssen übrigens nicht überlegen, was benötigt wird, um von drei auf zehn zu kommen – das wäre nicht realistisch, und wie Sie bereits gelernt haben, sollte Selbstfürsorge niemals selbst in Stress ausarten. Hangeln Sie sich lieber in kleinen Schritten zum Ziel!

Vom Ziel zur guten Gewohnheit

Vielleicht haben Sie bereits versucht, Ihren Vorsatz als klares Ziel zu formulieren, sind dabei aber über ein verbreitetes Problem gestolpert: Ein gutes Ziel, das den SMART-Regeln entspricht, hat einen klaren Endpunkt, einen Termin, an dem es erreicht ist. Doch wir wollen ja in der Regel nicht nur bis Tag x gesünder essen, mehr Sport treiben oder das Rauchen aufgeben, sondern idealerweise für immer! Wie können Sie das erreichen?

Der Schlüssel ist, sich die Macht der Gewohnheit zunutze zu machen. Das bedeutet: Im besten Fall ist das neue erwünschte Verhalten irgendwann so selbstverständlich für Sie, dass sich das „für immer" praktisch von allein ergibt. Wie kommen Sie an diesen Punkt? Hier kann Ihnen ein Modell helfen, das den etwas sperrigen Namen „Transtheoretisches Modell der Verhaltensänderung" trägt und von James Prochaska und Carlo DiClemente entwickelt wurde. Es handelt sich dabei um ein etabliertes gesundheitspsychologisches Modell, anhand dessen sich die wichtigsten Punkte der Verhaltensänderung gut erklären lassen. In diesem Modell durchlaufen Sie fünf Stufen, mit dem Ziel, eine Verhaltensänderung zu bewirken und auf Dauer aufrechtzuerhalten. Die fünf Stufen lauten Absichtslosigkeit, Absichtsbildung, Vorbereitung, Handlung und Aufrechterhaltung. Sie sind chronologisch angelegt, sodass das Überspringen von Stufen nach oben nicht möglich ist, Rückfälle jedoch jederzeit eintreten können. Zur Änderung eines Verhaltens oder einer unliebsamen Gewohnheit können verschiedene Strategien genutzt werden. Im Folgenden gehen wir genauer auf die Stufen und die damit verbundenen Strategien ein, damit Sie erkennen, wo genau Sie gerade stehen und wie Sie gezielt Einfluss nehmen können.

Stufe 1: Die Absichtslosigkeit

Absichtslosigkeit bedeutet, dass keine Änderungsbereitschaft besteht. Sie erkennen das daran, dass Sie das Verhalten, das zu einer Verbesserung Ihrer Situation beitragen könnte, momentan nicht durchführen, und auch nicht vorhaben, in den nächsten sechs Monaten damit zu beginnen. Sie treiben zum Beispiel keinerlei Sport und verkünden bei jeder Gelegenheit, dass Sie nach dem Motto „No Sports" leben – schließlich hat Winston Churchill diese Philosophie ja auch nicht geschadet!

Das ist die stabilste Stufe. Sie ist oftmals durch einen Mangel an Informationen gekennzeichnet oder es wird geleugnet, dass das aktuelle Verhalten die eigene Gesundheit gefährdet. Es kann aber auch sein, dass diese Stufe das Ergebnis vorausgegangener Fehlversuche ist oder als Widerstand gegenüber einem äußeren Veränderungsdruck gezeigt wird.

An dieser Stelle stellt sich die Frage, warum Sie sich auf dieser Stufe überhaupt mit einer Verhaltensänderung befassen sollten. Zunächst ist klar: Sie müssen gar nicht alles ändern! Niemand ist perfekt, übertriebene Selbstoptimierung ist, wie schon erwähnt, nicht zielführend. Aber in manchen Fällen kann es eben doch sein, dass es zur Selbstfürsorge gehört, auch auf dieser ersten Stufe aktiv zu werden. Wenn Ihr Arzt Ihnen beispielsweise nach einem Gesundheitscheck dringend zu mehr Bewegung rät, dann hat er höchstwahrscheinlich recht (und ist auf diesem Gebiet vermutlich fachkundiger als der berühmte britische Premierminister). Rein rational ist Ihnen das vermutlich klar, aber die Unlust, sich überhaupt mit dem Thema zu befassen, ist groß, von einem Ziel oder gar der Umsetzung sind Sie noch weit entfernt.

In einer solchen Situation kann Ihnen eine bewährte Strategie helfen, um von Stufe 1 auf die nächste Stufe zu kommen: die Stärkung des Problembewusstseins durch Informationsvermittlung. Im Klartext: Sie setzen sich mit dem Thema auseinander und sammeln Informationen darüber. Schlüsselfragen, die dafür nützlich sind, lauten: Was wissen Sie bereits jetzt über den Einfluss Ihres Verhaltens auf Ihre Gesundheit und Ihr Wohlbefinden? Wie wirkt sich das Verhalten auf Ihr Befinden aus? Wie wirkt sich das Verhalten auf Personen aus, die Ihnen wichtig sind? Was könnten Sie für sich oder andere gewinnen, wenn Sie Ihr Verhalten ändern würden? Wie würde Ihr Leben ohne dieses Verhalten beziehungsweise mit dem gewünschten Verhalten aussehen? Wenn Sie sich ehrlich mit diesen Fragen befassen, ist es möglich, dass Sie den Sprung auf die zweite Stufe schaffen.

Stufe 2: Die Absichtsbildung

Auf der Stufe der Absichtsbildung setzen Sie sich bereits bewusst mit dem erwünschten Verhalten oder der unerwünschten „schlechten" Gewohnheit auseinander, handeln jedoch nicht sofort. Dass Sie auf dieser Stufe sind, erkennen Sie daran, dass Sie vorhaben, Ihr Verhalten innerhalb der nächsten sechs Monate zu ändern.

Auf der zweiten Stufe zeigt sich eine ambivalente Veränderungsbereitschaft, es stehen also die Vor- und Nachteile der Verhaltensänderung in einer ausgewogenen Balance zu den Vor- und Nachteilen des Status quo. Deshalb kommt es oftmals nicht zu einer tatsächlichen Veränderung. Für einen Sportmuffel könnte das etwa bedeuten: Mehr Bewegung würde zwar die körperliche Fitness erhöhen und Krankheiten vorbeugen, auch der Bauch dürfte gern etwas kleiner sein. Zugleich hat man sich aber mit dem „Gemütlichkeitsspeck" ganz gut angefreundet und vor allem ist der Alltag durch das starke berufliche Engagement und zahlreiche andere Hobbys so voll, dass es schwer wäre, Platz für Sport zu finden. Um hier zu einer Lösung zu kommen, sollte vor allem auf emotionales Erleben, die Selbstneubewertung und eine Neubewertung der persönlichen Umwelt abgezielt werden. Die Frage nach der Gewichtung der Vor- und Nachteile kann ergänzt werden.

Die folgenden konkreten Fragen können dabei helfen, die Änderungsbereitschaft zu fördern: Welche Vor- und Nachteile sehen Sie in der Verhaltensänderung? Was steht auf Ihrer Pro-contra-Liste? Wie wichtig sind Ihnen die Vorteile der Verhaltensänderung, auch im Vergleich zu den Vorteilen des Status quo (hier kann mit Gewichtungen gearbeitet werden, um bei wenigen Vorteilen deutlich zu machen, dass diese große, wichtige Punkte sind)? Welche Schwierigkeiten befürchten Sie bei einer Verhaltensänderung? Wie sind Ihre Vorerfahrungen damit, etwas zu ändern? Welche schwierigen Dinge haben Sie bereits gemeistert?

Überschreiten Sie den Rubikon!

Ist diese Stufe geschafft, ist das gleichzusetzen mit dem Überschreiten des Rubikons in einem anderen psychologischen Motivationsmodell, dem „Rubikonmodell der Handlungsphasen". Es ist ein motivationspsychologisches Modell, das den Prozess von der Zielsetzung bis zur Zielerreichung beschreibt und sich aus den Phasen Prädezisionale Phase (Abwägen), Präaktionale Phase (Planen), Aktionale Phase (Handeln) und Postaktionale Phase (Bewerten) zusammensetzt. Der Name Rubikon geht auf den Fluss zurück, den Caesar 49 v. Chr. überschritt, eine Handlung, durch die der Gallische Krieg nicht mehr zu verhindern war. Es gab kein Zurück mehr.

Im Rubikonmodell überschreitet man den „Rubikon" in dem Moment, in dem man sich verbindlich für ein Ziel entscheidet. Dies markiert den Übergang von der prädezisionalen Phase (Abwägen) zur präaktionalen Phase (Planen). Ab diesem Punkt hat man sich festgelegt und verfolgt das Ziel nun aktiv.

Stufe 3: Die Vorbereitung

Ab jetzt gibt es also kein Zurück mehr. Für die dritte Stufe ist eine hohe Eigenmotivation charakteristisch, da der Zeitrahmen des Zielverhaltens bereits terminiert und das SMARTe Ziel formuliert ist. Auf dieser Stufe zu sein, bedeutet, dass Sie vorhaben, innerhalb der nächsten 30 Tage mit der Verhaltensänderung zu starten. Haben Sie Ihr Ziel schon aufgeschrieben? Dann können Sie direkt bei dieser Stufe einsteigen, in der erste Handlungsschritte geplant werden.

Neben der Selbstverpflichtung – dem schriftlich fixierten Ziel – können Beziehungen und Ressourcen helfen. Damit können konkrete Handlungen verbunden sein, etwa dass Sie sich nun beim Fitnessstudio anmelden, sich mit Gleichgesinnten verabreden oder Bücher zum Thema kaufen.

Berücksichtigen Sie bereits für die Planung, dass es wichtig ist, den richtigen Moment für die Verhaltensänderung zu nutzen. Beste Voraussetzungen liegen vor, wenn die Kosten niedrig sind (große Veränderungen sollten deshalb in kleinere Teilschritte untergliedert werden) und die Kapazitäten groß (Sie haben vielleicht gerade Urlaub oder zumindest nicht allzu viele andere Verpflichtungen). Darüber hinaus sollte kein Zielkonflikt bestehen (die sportliche Betätigung steht zum Beispiel keiner wichtigen familiären Verpflichtung gegenüber) und die Motivation sollte hoch und langfristig sein.

(!) MOTIVATION DURCH LEIDENSDRUCK: Leider sind Veränderungen oft erst dann einfach umsetzbar, wenn der Leidensdruck hoch ist. Zahnseide wird erst dann regelmäßig benutzt, wenn kostspielige Zahnbehandlungen notwendig wurden, nach einem Herzinfarkt geht es plötzlich leicht, mit dem Rauchen aufzuhören. Aus diesem Grund werden die Präventionsangebote von Krankenkassen leider selten genutzt, bevor erste Symptome auftreten oder sogar eine Erkrankung eintritt.

Um von der Absicht ins Handeln zu kommen, können sogenannte Implementationspläne genutzt werden. Diese folgen dem Wenn-dann-Schema: „Wenn eine bestimmte Situation eintritt, dann zeige ich das neue Verhalten, um mein Ziel zu erreichen." Beispiel: „Wenn ich Appetit auf eine Tafel Schokolade habe, dann esse ich einen Obstteller, um bis Ostern fünf Kilo abzunehmen." Bei diesen Wenn-dann-Sätzen sollte das Wenn am besten an ein bestimmtes Ereignis

FÜRSORGEPLAN

MEIN NEUES VERHALTEN

VORTEILE MEINES NEUEN VERHALTENS FÜR MICH

MÖGLICHE BARRIEREN

MEIN UMGANG DAMIT

GROBZIELE

FEINZIELE

PERSÖNLICHE RESSOURCEN

ERSTER/NÄCHSTER SCHRITT IN BEZUG AUF MEIN ZIEL

ERSTES/NÄCHSTES TEILZIEL

MEINE BELOHNUNG

MEINE UNTERSTÜTZER

DATUM

UNTERSCHRIFT

gekoppelt werden und nicht an einen Zeitpunkt. So wird der kritische Hinweisreiz (Schokolade, Bett, Restaurant, Fahrstuhl, Schlüsselbund) erkannt und die Zielantwort (neues Verhalten) automatisch daran geknüpft. Günstig erweist es sich auch, die neue Gewohnheit an das Ende einer regelmäßig stattfindenden Tätigkeit zu koppeln (zum Beispiel nach dem Zähneputzen), da es dann keine konkurrierenden Verhaltensweisen gibt. Verhaltensgewohnheiten sollten so geplant werden, dass das Verhalten oft im gleichen Kontext wiederholt wird, da es so besser gelernt werden kann.

Bei unliebsamen Gewohnheiten, die Sie loswerden möchten, kann es hilfreich sein, zunächst ein Tagebuch darüber zu führen, wann diese auftreten. So können Sie die Auslöser identifizieren. Das können Gefühle, Gedanken, Personen, Umgebungen, Handlungen oder Tageszeiten sein. Dann können Sie entweder den Kontext so verändern, dass Sie den Auslösern seltener begegnen (zum Beispiel einen anderen Weg nehmen), oder Sie nutzen Gedankenstopps oder Hinweisschilder (zum Beispiel am Süßigkeitenfach ein Zettel mit „Stopp! Finger weg!“).

Die Beantwortung der folgenden Fragen kann Ihnen helfen, auf die nächste Stufe zu gelangen: Was wissen Sie darüber, wie andere Menschen ihr Verhalten geändert haben? Was haben Sie selbst schon getan, um ihr Verhalten zu ändern? Welche Hilfe und Unterstützung brauchen Sie? Was wollen Sie ab sofort erproben? Wie gehen Sie das an?

Stufe 4: Die Handlung

Erst auf dieser Stufe kommt es tatsächlich zur Veränderung des Verhaltens, indem aktiv versucht wird, das ungewünschte Handeln abzubauen oder das gewünschte Verhalten aufzubauen. Auf dieser Stufe befinden Sie sich, wenn Sie sich wie gewünscht verhalten, aber erst seit weniger als sechs Monaten.

Nun verändern sich kognitive und emotionale Bewertungsprozesse sowie die Umweltbedingungen, sodass es gelingt, das Zielkriterium (zum Beispiel zweimal pro Woche Training im Fitnessstudio) seit kurzer Zeit einzuhalten. Das Rückfallrisiko ist auf dieser Stufe noch sehr hoch. Diesem kann durch Distanzierung (Was würden Sie einem guten Freund raten, wenn er sich nicht motivieren kann?), Selbstverstärkung (Was hat schon geklappt? Lob und Belohnung!),

Emotionskontrolle (Wenn ich keine Lust oder Zweifel habe, dann ...), Gegenkonditionierung (Spaziergang statt Couch) und Stimuluskontrolle (Trainingskleidung am Vorabend rauslegen/Laufschuhe in den Weg stellen) vorgebeugt werden.

Sollte es dennoch passieren, dass Sie das neue Verhalten einmal weglassen, dann bringt es nichts, in der nächsten Woche das Pensum zu verdoppeln. Besser ist es, sich zu überlegen, warum es zu diesem Rückfall kam, um direkt gegensteuern zu können. Ratsam ist dabei, die Komplexität des Verhaltens zu verringern, da komplexere Verhaltensweisen länger benötigen, bis sie zur Routine werden – alles immer auch unter der Maßgabe, dass Ihre Selbstfürsorge nicht in Stress ausarten soll. Statt drei Mal pro Woche 10 Kilometer zu joggen, könnten Sie sich vornehmen, die erste Sequenz des Verhaltens regelmäßig zu wiederholen, in diesem Fall: Laufschuhe anziehen und das Haus verlassen. Überlegen Sie deshalb, welche Einzelschritte und Teilziele nötig sind, um das Ziel zu erreichen. Sie können Ihren Fortschritt kenntlich machen, indem Sie visualisieren, wie viel Prozent Sie schon geschafft haben, oder indem Sie Ihre Teilziele abhaken.

HALTEN SIE 66 TAGE DURCH! Studien zeigen, dass es im Schnitt etwa 66 Tage dauert, bis ein neues Verhalten bei täglicher Durchführung zur Gewohnheit wird und ein Automatismus entsteht, der nicht mehr bewusst angestoßen werden muss. Die Spanne ist dabei allerdings weit: 18 bis 250 Tage, je nach Person und Verhalten.

Ein Gedanke zur Motivation: Eine sinnvolle Gewohnheit zu etablieren, die quasi automatisch abläuft, haben Sie mit Sicherheit schon mehrfach in Ihrem Leben geschafft. Denken Sie nur ans regelmäßige Zähneputzen oder das Schalten beim Autofahren! Bei der Entwicklung von Gewohnheiten ist vor allem die Anzahl der Wiederholungen entscheidend, weniger die Dauer der Tätigkeit.

Um dranzubleiben, können Sie sich als Alltagshelfer ein paar Büroklammern in die rechte Hosentasche stecken. Das sanfte Piksen erinnert Sie immer wieder an Ihr Vorhaben. Bei erfolgreicher Umsetzung des Verhaltens im Alltag wandert eine Klammer von rechts nach links, sodass am Abend, wenn bestenfalls alle Klammern links sind, eine kleine Belohnung fällig ist. Die Anzahl der Büroklammern sollten Sie an Ihr Vorhaben anpassen. Diese Methode passt nicht zu allen Zielen. Sinnvoll ist sie vor allem dann, wenn Sie etwas Kleines mehrmals am Tag tun möchten, etwa ein Glas Wasser trinken oder die Treppe anstelle des Aufzugs nehmen.

Wie bereits erwähnt, kann es außerdem hilfreich sein, wenn Sie sich Unterstützer suchen. Erzählen Sie anderen von Ihrem Ziel. Vielleicht können Sie sich sogar mit einer Person zusammentun, die ein ähnliches Ziel verfolgt. Aber selbst wenn dem nicht so ist, kann eine andere Person eine weitere wichtige Funktion erfüllen: Sie freundlich an Ihr Vorhaben erinnern und nachfragen, wie es mit der Umsetzung klappt. Unterstützer können auch geeignete Rahmenbedingungen schaffen und Tipps geben oder bei Rückschlägen mit Rat und Tat zur Seite stehen.

Nützliche Fragen in dieser Stufe sind: Was haben Sie bereits erreicht? Worauf können Sie stolz sein? Was hat Ihnen bisher geholfen? Was können Sie in der nächsten Woche verbessern? Was würde Sie daran hindern und was können Sie jeweils dagegen tun? Wer unterstützt Sie? Wie belohnen Sie sich?

Stufe 5: Die Aufrechterhaltung

Glückwunsch, Sie haben es geschafft! Wenn Sie diese Stufe erreicht haben, bedeutet das, dass Sie ein neues Verhalten wirklich etabliert haben. Sie erkennen diese Stufe daran, dass das Zielverhalten seit mehr als sechs Monaten stabil aufrechterhalten wird. Dies ist durch aktive Maßnahmen zur Rückfallprophylaxe gelungen und die in der Handlungsphase gezeigten Strategien konnten erfolgreich beibehalten werden.

Um so lange wie möglich auf dieser Stufe zu bleiben – am besten für immer –, sollten Sie sich regelmäßig folgende Fragen stellen: Welche Vorteile des geänderten Verhaltens sind für Sie am wichtigsten? Was hat Ihnen bisher am meisten geholfen? Was verursacht Rückfälle? Wie werden Sie mit „Ausrutschern" oder Rückfällen umgehen?

Es hilft auch, sich immer wieder mit Ihren Ressourcen zu befassen. Im Zusammenhang mit Bewegung waren Ressourcen bereits im zweiten Kapitel Thema. Die konkreten Beispiele finden Sie auf Seite 41. Aber auch in anderen Bereichen und bei anderen Vorhaben spielen Ressourcen eine Rolle. Generell gilt: Zur Bewältigung alltäglicher Anforderungen und Herausforderungen (zum Beispiel dem Vorbeugen von Rückfällen), nicht nur im Rahmen der Verhaltensänderung, bedarf es verschiedener Ressourcen, die in externe (zum Beispiel materielle Ressourcen wie Geld), interpersonelle (zum Beispiel soziale Ressourcen wie Freunde) und intrapersonelle (zum Beispiel personale Ressourcen wie eigene Fähigkeiten) Ressourcen unterteilt werden. Sich die eigenen Ressourcen bewusst zu machen, wirkt sich positiv auf das Wohlbefinden und das Selbstwertgefühl aus. Diese positiven Gefühle können die Handlungsregulation fördern und zur Verhaltensänderung motivieren.

Gleichzeitig sollten Sie darauf achten, wenn Ressourcen wegfallen (Beispiele: Ihr Sportpartner zieht in eine andere Stadt, die Jahreszeit ist ungünstig für Sport im Freien, Ihre Lieblingslaufschuhe sind kaputt usw.). Dann steigt die Gefahr eines „Rückfalls". Sie sollten gegensteuern, indem Sie neue Ressourcen entwickeln oder sich zumindest bewusst klar machen, dass es nun mitunter wieder mehr Kraft kostet, die nötige Motivation aufzubringen.

Belohnen Sie sich!

Nun haben Sie hoffentlich alles an Rüstzeug, was Sie benötigen, um aus Ihren guten Vorsätzen konkrete Ziele werden zu lassen und diese erfolgreich zu erreichen. Damit all das, was Sie sich nun vorgenommen haben, nicht verloren geht, halten Sie das Gelesene als Zwischenfazit in Ihrem persönlichen Fürsorgeplan fest. Eine Vorlage dafür finden Sie auf Seite 95.

Haben Sie es geschafft, von einer Stufe in die andere zu kommen und im besten Fall bei Stufe fünf zu landen, dann ist es Zeit für eine Belohnung, die Sie sich bereits im Vorfeld überlegen sollten. Eine Anregung können zum Beispiel die Selbstfürsorgeideen aus dem letzten Kapitel sein.

Wichtig dabei: Konzentrieren Sie sich immer auf ein einziges Ziel! Wenn das erreicht ist, kann das nächste kommen. Viel Erfolg!

RAUM FÜR SICH SELBST SCHAFFEN

Selbstfürsorge braucht einen festen Platz in Ihrem Leben. Aber gerade das erscheint oft auf den ersten Blick nahezu unmöglich, mit der Folge, dass die Selbstfürsorge trotz guter Vorsätze am Ende zu kurz kommt. In diesem Kapitel erfahren Sie, wie Sie das ändern können.

Zwischen Mental Load und Hamsterrad

Im Alltag bleibt die Selbstfürsorge oft auf der Strecke. Was kann helfen, das Hamsterrad abzubremsen oder sogar mal anzuhalten?

Morgens um 6 Uhr klingelt Ihr Wecker. Sie stehen auf, um sich schnell fertig zu machen und die Kinder für die Schule vorzubereiten. Dabei überprüfen Sie bereits Ihre E-Mails auf dem Smartphone. Der Gedanke an den bevorstehenden Arbeitstag und die zahlreichen Verpflichtungen lässt Ihren Stresspegel steigen. Nachdem die Kinder zur Schule gebracht wurden, beginnen Sie Ihren Arbeitstag. Die Arbeit ist anspruchsvoll, voller Termine und Deadlines. Zwischendurch kommen Anrufe und E-Mails von Kollegen und Vorgesetzten rein. Der Druck, allem gerecht zu werden, ist hoch.

In der Mittagspause eilen Sie zum Supermarkt, um schnell etwas für die Pause und frische Lebensmittel für das Abendessen zu besorgen. Zusätzlich rufen Sie noch beim Zahnarzt an, um den Termin abzusagen, da Sie es zeitlich nicht schaffen. Während Sie essen, lesen Sie dienstliche E-Mails und planen Meetings für den nächsten Tag. Auch kommen Gedanken an den Haushalt und die anstehenden Termine für die Kinder auf.

Nach der Arbeit hetzen Sie nach Hause, um die Kinder von der Schule abzuholen. Der Nachmittag ist gefüllt mit Hausaufgaben, Aktivitäten der Kinder, Haushaltstätigkeiten und der Vorbereitung des Abendessens. Der Abend bietet kaum Zeit zur Entspannung. Nachdem die Kinder im Bett sind, rufen Sie Ihre Mutter an, die schon auf Ihren Anruf gewartet hat. Danach setzen Sie sich erneut an den Computer, machen Überweisungen und suchen Fotos für das Abschiedsgeschenk einer Lehrkraft Ihres Kindes heraus. Der Gedanke an den nächsten Tag und die offenen Punkte auf Ihrer To-do-Liste lässt Sie nur schwer zur Ruhe kommen. Schließlich gehen Sie spät ins Bett, um am nächsten Morgen wieder früh aufzustehen, in das

Hamsterrad einzusteigen und damit den scheinbar endlosen Zyklus aus Stress und Überlastung wieder von vorn zu beginnen.

Wie nah ist dieses Beispiel dran an Ihrer Realität? Inwiefern finden Sie sich in diesem Beispiel, so oder ähnlich, wieder? Schreiben Sie doch einmal einen typischen Tag von sich auf und reflektieren Sie anschließend, wie hoch Ihre mentale Belastung ist und wie es dazu kommt.

Was Mental Load mit uns macht

Das Beispiel verdeutlicht, vielleicht überspitzt, vielleicht aber auch sehr nah an Ihrem Alltag, was Mental Load bedeutet. Mental Load bezieht sich auf die mentale Belastung, die mit der Organisation, Koordination und Verwaltung von Aufgaben und Verantwortlichkeiten im Familien- und Arbeitsleben verbunden ist. Es umfasst die unsichtbaren und oft nicht explizit ausgesprochenen mentalen Anstrengungen, die mit der Koordination verschiedener Aufgaben, Prioritäten und Informationen einhergehen. Hierbei geht es nicht nur um die Aufgaben an sich, sondern auch um die mentale Beanspruchung, die sich aus den Aufgaben ergibt. Das kann sowohl kognitiv als auch emotional belastend sein.

Der scheinbar nie endende Dauerstress, der aus einer zu großen Mental Load entspringt, unterscheidet sich dabei von dem punktuellen Stress, den eine einzelne, zeitlich begrenzte Belastung auslösen kann. Hier kann der Stress in der Regel allein schon durch diese Begrenzung abgefedert werden, während sich bei der Mental Load oft irgendwann eine gewisse Aussichtslosigkeit einstellt.

Insbesondere Eltern haben aufgrund der Verantwortung für die Kinder, der Organisation des Familienlebens und der Bewältigung beruflicher und anderer persönlicher Anforderungen eine hohe mentale Belastung, wie das Fallbeispiel eindrucksvoll zeigt. Sie kümmern sich um im Haushalt wiederkehrende Aufgaben, Pflege- und Betreuungssituationen, haben Kenntnis über die sozialen Konstellationen der Kinder, sie denken mit, erinnern, planen, organisieren und synchronisieren den kompletten Alltags-, Freizeit- und Pflichtterminkalender der gesamten Familie und engagieren sich möglicherweise noch ehrenamtlich.

Als Sie das Fallbeispiel gelesen haben, welches Geschlecht hatte die Person in Ihrer Vorstellung? Mit hoher Wahrscheinlichkeit dachten Sie an eine Frau, also (da auch Kinder vorkamen) eine Mutter. Tatsächlich ist es nach wie vor so, dass Frauen in Deutschland jeden Tag durchschnittlich 52,4 Prozent mehr Zeit mit der Kindererziehung, der Pflege von Angehörigen, der Hausarbeit und ehrenamtlicher Arbeit verbringen als Männer. Dieser Unterschied wird auch Gender-Care-Gap genannt, davon haben Sie bestimmt schon gehört.

GESELLSCHAFTLICHE ERWARTUNGEN: Wie stark jemand von Mental Load betroffen ist, hat auch etwas mit gesellschaftlichen Erwartungen zu tun. Bestimmte Normen und Rollenbilder können die individuelle Belastung beeinflussen und Betroffene in einen Teufelskreis geraten lassen. Aus diesem Grund ist es wichtig, für die individuellen Herausforderungen zu sensibilisieren, denen insbesondere Frauen in verschiedenen Lebensbereichen gegenüberstehen.

Tatsächlich wird der Begriff „Mental Load" heute vor allem in Bezug auf Mütter verwendet. Doch auch andere Personengruppen, etwa Väter, Führungskräfte, Pflegekräfte, Studierende, Menschen mit Erkrankungen und Menschen in anspruchsvollen oder stressigen Arbeitsumfeldern oder mit privaten Sorgen, tragen eine hohe mentale Last. Dabei gilt: Nicht immer lässt sich Mental Load klar anhand der Lebensumstände erkennen. Es handelt sich um eine individuelle, subjektive Erfahrung. Für Betroffene fühlt es sich durch die Anforderungen – gepaart mit der Hektik des modernen Lebens und der ständigen Erreichbarkeit – so an, als gäbe es rings um die Aufgaben keine Zeit für etwas anderes, schon gar nicht für sich selbst und die eigene Selbstfürsorge. Der Alltag ist so schon voll genug und die To-do-Listen sind endlos lang.

Der erste Schritt, um dieser Belastung zu begegnen, besteht immer darin, sich diese zunächst einmal bewusst zu machen. Wird ein tiefgreifendes Verständnis für die vielfältigen Belastungen entwickelt, gelingt es leichter, verschiedene Lebensentwürfe und individuelle Bedürfnisse nachzuvollziehen. Die Übung, einen typischen Tag zu beschreiben, ist dazu sehr nützlich. Vielleicht sind Sie selbst überrascht, wie viele große und kleine To-dos Sie täglich stemmen. Gibt es eine Person, von der Sie sich wünschen, dass sie sich die Beschreibung einmal durchliest?

Es kann sinnvoll sein, noch einen Schritt weiterzugehen und über einen längeren Zeitraum ein Tagebuch zu führen, um Ihre täglichen Aufgaben und Verpflichtungen, aber auch Ihre Emotionen festzuhalten und so eventuell Muster einer übermäßigen Belastung zu erkennen. Machen Sie sich dabei klar, dass Ihre eigene Wahrnehmung von der Sichtweise anderer abweichen kann. Deshalb ist es wertvoll, Feedback von Kollegen, Familienmitgliedern oder Freunden einzuholen, um blinde Flecken zu identifizieren und ein umfassenderes Bild zu erhalten.

BELASTUNG MIT FOLGEN: Eine zu hohe Mental Load ist nicht einfach nur anstrengend, sondern kann auf Dauer gravierende Folgen haben. Anzeichen dafür, dass die Belastung zu groß ist, können sein: langsameres Denken und Entscheiden, Vergesslichkeit, geringere Aufmerksamkeitsspanne, Angespanntheit, Nervosität, fehlerhafte Ausführung von Aufgaben, Vermeidung von Aufgaben, Kommunikationsprobleme.

Falls Mental Load für Sie ein großes Problem darstellt, kann auch professionelle Unterstützung helfen. Durch Gespräche und spezifische Techniken kann dabei nicht nur die mentale Last identifiziert werden, sondern es lassen sich auch Strategien zur Bewältigung der Last entwickeln.

Soforthilfe, wenn alles zu viel wird

Sie kennen sicher Tage, an denen alles zusammenkommt: die ganzen Pflichten und die mentale Last in Bezug auf Job, Haushalt und Familie. Sie wissen nicht mehr, wo Ihnen der Kopf steht, und dann kommt noch eine zusätzliche Aufgabe auf Sie zu und Sie sind kurz davor, in Tränen auszubrechen. Sie glauben, dass diese Aufgaben von keinem anderen gemacht werden können. Wenn es Ihnen schwerfällt, einige der gefühlten Verpflichtungen loszulassen, dann sollten Sie sich zunächst einmal bewusst machen, was Sie alles schultern.

Schauen Sie sich dazu im Raum um und wählen Sie für jede einzelne Aufgabe einen Gegenstand, zum Beispiel ein Buch. Nun versuchen Sie diese ganzen Gegenstände auf einmal zu tragen. Am besten strecken Sie dabei die Hände aus und legen die Gegenstände auf Ihre Unterarme. Bleiben Sie etwa zwei Minuten ruhig in dieser

Haltung stehen. Sie werden spüren, welche Last Sie tragen. Setzen Sie die Gegenstände nun bewusst ab und spüren Sie, wie leicht Sie sich fühlen. Danach gehen Sie nach und nach die einzelnen Verpflichtungen durch und überlegen, welche Sie abgeben können, welche Sie reduzieren können und welche Sie mit einem guten Gefühl weiterhin übernehmen wollen. Zum Schluss nehmen Sie noch einmal alle übrig gebliebenen Pflichten für ein bis zwei Minuten auf den Unterarm. Wie fühlt sich das an? Sind Sie bereit, diese Pflichten zu tragen? Diese Übung lässt Sie körperlich spüren, was Sie alles tragen. Dadurch fällt es Ihnen leichter, einen Teil der Pflichten abzugeben, da Sie auch die Entlastung fühlen.

Mental Load gemeinsam stemmen

In allen Situationen, in denen Menschen miteinander leben und arbeiten, sind es kulturelle Normen, individuelle Überzeugungen und sozioökonomische Umstände, die einen Einfluss darauf haben, welche Rollenverteilung sich findet. Hierbei spielt die Art und Weise, wie die mentale Belastung beispielsweise innerhalb von Beziehungen verteilt und bewältigt wird, eine zentrale Rolle. Ungleiche Aufgabenverteilung zum Beispiel in traditionellen Rollenmodellen muss nicht ungünstig sein, wenn alle damit zufrieden sind. In einigen Beziehungen übernimmt aber eine Person einen Großteil der organisatorischen und planerischen Aufgaben und ist dadurch deutlich stärker belastet als die andere Person. Dies kann zu Spannungen führen, da eine Person mehr mentale Arbeit leistet und in Bezug auf ihre eigenen Bedürfnisse zurücksteckt – und so beispielsweise die eigene Selbstfürsorge auf der Strecke bleibt. Wie bereits erwähnt, ist Mental Load oft unsichtbar. Wird zudem auch weniger kommuniziert, kann das dazu führen, dass eine Person die Mental Load allein trägt, ohne dass die andere Person dies erkennt. Deshalb ist es wichtig, ein Bewusstsein für die mentale Last des sozialen Umfelds zu entwickeln und empathisch darauf zu reagieren.

Wenn Sie sich selbst zu stark belastet fühlen, dann sollten Sie das ansprechen. Reden Sie offen und klar über Ihre Gefühle und Bedürfnisse, damit Sie auf dieser Grundlage eine realistische Aufgabenverteilung erarbeiten können. Essenziell ist es dabei immer, dass Aufgaben und Verantwortlichkeiten, unabhängig von den Geschlechterrollen und kulturellen Unterschieden, geteilt werden und beide

Personen gemeinsam Entscheidungen treffen, die dazu beitragen, dass jeder einen aktiven Beitrag zur Organisation des Alltags leistet. Je nach Alter können auch Kinder dazu ermutigt werden, sich in den täglichen Abläufen zu engagieren.

Denken Sie über alle Aufgabenbereiche nach und überlegen Sie, welche davon Ihnen und welche Ihrem Partner jeweils leichter fallen. Kann einer von Ihnen beispielsweise gut Geschenke einpacken, dann liegt es nahe, dass diese Person in Zukunft diese Aufgabe übernimmt. Wenn Sie Glück haben, stellen Sie sogar fest, dass eine andere Person eine Aufgabe, die für Sie eine Last ist, gern und mit Freude erledigt. Persönliche Präferenzen und Werte bestimmen dabei darüber, welche Aufgaben und Verantwortlichkeiten als belastend empfunden werden.

Schwierig wird es jedoch, wenn es schlicht und einfach zu viele Aufgaben sind. Muss eine Person zu viele Aufgaben schultern, ist die schiere Menge belastend. Hier Abhilfe zu schaffen, kann dadurch erschwert werden, dass es vielen Menschen schwerfällt, bisher übernommene Aufgaben an andere abzugeben, selbst wenn diese dazu bereit wären (mehr zum Delegieren ab Seite 113). Klar ist auch: Es werden immer unliebsame Aufgaben übrig bleiben, an denen niemand Freude hat. Diese Aufgaben sollten ebenfalls fair aufgeteilt werden. Fairness bedeutet dabei nicht immer hälftig, sondern zum Beispiel anteilig zum beruflichen Stundenumfang. Wenn es um Aufteilung der Care-Arbeit geht, sollten die beruflichen Anforderungen des Partners nicht übersehen werden. Sind diese bei Ihnen beiden sehr hoch und es kommen die familiären Anforderungen noch dazu, wäre ein Gespräch über eine Stundenreduktion, zumindest temporär, eine denkbare Option.

Selbstverständlich bedarf es in Bezug auf die täglichen Aufgaben aber auch Flexibilität und Anpassungsfähigkeit. Paare, die bereit sind, ihre Rollen und Verantwortlichkeiten an die aktuellen Lebensumstände anzupassen, können die Mental Load besser bewältigen. Steigt Ihr Partner nach der Elternzeit und der Übernahme des Großteils der Care-Arbeit beruflich wieder ein, kann es erforderlich sein, dass Sie ein flexibleres Arbeitszeitmodell benötigen, um sich mehr bei der Kinderbetreuung einbringen zu können.

Darüber hinaus ist ein starkes soziales und unterstützendes Netzwerk sinnvoll, das einen großen Einfluss darauf haben kann, wie viel mentale Belastung jemand erlebt. Personen mit einem gut aufgestellten Unterstützungssystem können Aufgaben und Verantwortlichkeiten besser teilen.

To-dos ausmisten mit Eisenhower

Es hilft nichts: Egal, wie gut Sie die Aufteilung der mentalen Last hinbekommen, es gibt immer etwas zu tun. Daher ist es wichtig, weitere Strategien zu kennen, die Ihnen helfen, anstehende Aufgaben entspannter anzugehen. Sie haben bereits Strategien der Stressbewältigung kennengelernt, die helfen können, mit der mentalen Belastung umzugehen, und die Sie im besten Fall bereits nach Ihren individuellen Vorlieben nutzen, um das hohe Stresslevel abzupuffern. Mit der Entwicklung und flexiblen Nutzung dieser Strategien schaffen Sie es, einen Weg im Umgang mit den vorhandenen Stressoren zu finden. Die Stressoren selbst sind dabei allerdings meistens nicht zentral im Blick. Doch es lohnt sich, sich auch diese genauer anzusehen. Denn dadurch ist es möglich, Stressoren zu eliminieren oder zu reduzieren.

Ein sehr sinnvoller Ansatz hierzu ist ein gutes, durchdachtes Zeitmanagement, das Ihnen ermöglicht, effektiv mit der Zeit umzugehen, Prioritäten zu setzen und Aufgaben zu organisieren. Arbeiten Sie bisher nicht mit To-do-Listen, nehmen Sie sich nun etwas Zeit, um alle anstehenden Aufgaben aufzuschreiben. Die Liste darf ruhig lang werden, denn oft ist es schon sehr hilfreich, wenn der ganze mentale Ballast auf diese Weise abgelegt werden kann. Falls Sie bereits eine To-do-Liste haben, ergänzen Sie diese um feststehende Termine oder weitere Aufgaben, die bisher nicht darauf auftauchten. Haben Sie nun alle Aufgaben vor sich, geht es darum, diese zu kategorisieren und dadurch Prioritäten zu setzen. Eine einfache und bewährte Methode, um Aufgaben zu priorisieren, ist die ABCD-Methode nach Eisenhower. Sie macht es möglich, sich auf das Wesentliche zu konzentrieren. Dabei werden alle Aufgaben in vier Kategorien eingeteilt:

1 **KATEGORIE A:** In die erste Kategorie gehören alle wichtigen und dringenden Aufgaben, die sofort erledigt werden müssen, da sonst unmittelbar oder in naher Zukunft (negative) Auswirkungen eintreten können.

2 **KATEGORIE B:** Diese Aufgaben sind dadurch charakterisiert, dass sie wichtig, aber nicht so dringend sind. Sie können in Angriff genommen werden, sobald die A-Aufgaben erledigt sind. Damit sie aber nicht zum mentalen Ballast werden, sollten sie in den Kalender eingetragen werden oder Sie werfen einen Merkzettel in eine

SO SETZEN SIE PRIORITÄTEN

Der Klassiker in Sachen Priorisierung ist die Eisenhower-Matrix. Sie hilft, zu entscheiden, welche To-dos Sie als Nächstes angehen sollten.

	DRINGEND	NICHT DRINGEND
WICHTIG	A – ERLEDIGEN	B – TERMINIEREN
NICHT WICHTIG	C – DELEGIEREN	D – BLEIBEN LASSEN

„Später-Box". Das kann etwa das Besorgen des Geschenks zum Kindergeburtstag sein. Ist der Geburtstag erst nächste Woche, reicht es, das Geschenk dann zu kaufen. Ist der Geburtstag aber an diesem Nachmittag, ist es sehr dringend, dann handelt es sich um eine Aufgabe mit A-Priorität. Ein berufliches Beispiel wäre die Planung des Teammeetings nächste Woche oder die Beantwortung von E-Mails, die zwar weniger dringend sind, aber eine gut durchdachte Antwort erfordern. Zu den B-Aufgaben gehört auch die Selbstfürsorge. Sie ist wichtig und sollte regelmäßig auf den Plan gehören. Daher ist sie im B-Sektor angesiedelt, was bedeutet, dass sie nicht vernachlässigt oder vergessen werden darf. (Wurde sie länger vernachlässigt, kann sie zur A-Aufgabe werden.)

3 **KATEGORIE C:** Hierhin gehören alle Aufgaben, die dringend sind, aber in der Wichtigkeit nicht die oberste Priorität haben. Das Geburtstagsgeschenk für den Nachmittag könnte auch hier eingeordnet werden, wenn es Ihnen zum Beispiel nicht wichtig ist, dass Sie es selbst besorgen. C-Aufgaben werden am besten delegiert, also nicht selbst, sondern von anderen ausgeführt. Wer könnte das Geschenk besorgen? Ihr Partner oder das Kind, das eingeladen ist, falls es alt genug ist? Beruflich können Sie weniger wichtige Aufgaben, die aber dringend sind, vertrauensvoll an Kollegen oder Assistenzkräfte abgeben. Den einzigen Aufwand, den Sie mit diesen Aufgaben haben, ist es, jemanden zu finden, den Sie mit der Aufgabe betrauen können, und vielleicht noch im Blick zu haben, ob die Aufgabe auch erledigt wurde (ausführlicher ab Seite 113).

4 **KATEGORIE D:** Im Grunde ein für Ihr Zeitmanagement sehr bedeutsamer Bereich, denn hier findet sich alles, was weder wichtig noch dringend ist und von dem Sie sich getrost trennen können. Typischerweise sind das Aufgaben, die über einen längeren Zeitraum „mitgeschleppt" werden und sich irgendwann von selbst erledigen oder eigentlich gar nicht gemacht werden müssen. Sortieren Sie diese Aufgaben deshalb jetzt gleich aus, denn dann wird die Liste direkt kürzer. Beispiele dazu und Tipps, wie das klappen kann, finden Sie ab Seite 115.

Sortieren Sie nun alle Aufgaben auf Ihrer Liste nach diesem Schema. Nutzen Sie so sparsam wie möglich den Buchstaben A. Hinterfragen Sie die Wichtigkeit und Dringlichkeit jeder Aufgabe. Sie können die Darstellung auf der linken Seite als Vorlage nutzen. Wenn

Sie das jeden Tag am Morgen machen, sollten Ihre To-do-Listen überschaubar werden. Sie müssen sich dann nur um die A-Prioritäten kümmern und die feststehenden unverrückbaren Termine auf dem Plan haben.

To-do-Listen können Sie analog oder digital führen. Auf solchen, die klassisch mit Stift und Papier geführt werden, können Aufgaben farblich gekennzeichnet und, wenn sie erledigt sind, durchgestrichen werden. Auch gesetzte Häkchen können für ein gutes Gefühl sorgen. Oder Sie verschaffen sich ein kleines Erfolgserlebnis, indem Sie den Zettel zerknüllen und in den Mülleimer werfen. Eine Alternative sind digitale Tools und Apps, mit denen Sie To-dos ohne Stift und Zettel notieren können. Zerknüllen und Wegwerfen geht dann zwar nicht, doch viele Apps bieten beispielsweise die Möglichkeit, Erledigtes abzuhaken, und andere nützliche Funktionen. Probieren Sie aus, was für Sie am besten passt.

TO-DOS UNTERWEGS: Sorgen Sie dafür, dass Sie auch unterwegs Zugriff auf Ihre Liste haben, sei es durch eine Smartphone-App oder ein klassisches Notizbuch. Sie können dann alles festhalten, was neu hinzukommt oder was Ihnen einfällt. Auf diese Weise vergessen Sie nichts, tragen die To-dos aber auch nicht als gedanklichen Ballast mit sich herum.

Mehr Platz für Selbstfürsorge!

Durch das Sortieren Ihrer To-do-Liste ist hoffentlich etwas Platz für Zeitfenster entstanden, die Sie für sich, für Ihre Selbstfürsorge, reservieren können. Die Zeitfenster sind genauso wichtig wie die beruflichen und familiären Verpflichtungen.

Auch wenn Selbstfürsorge als eine Haltung definiert wurde und nicht immer zeitaufwendig sein muss, umfasst sie in aller Regel eben doch Aktivitäten, die Sie im Alltag umsetzen sollten, für die Sie also Zeit brauchen. Erst dadurch wird die selbstfürsorgliche Haltung sichtbar. Erinnern Sie sich daran, dass Ihre Selbstfürsorge in der eben beschriebenen Aufteilung zu den B-Aufgaben gehört. Sie ist also sehr wichtig, sie kommt sofort nach den absolut unaufschiebbaren A-Aufgaben und sollte einen Platz im Kalender bekommen.

Reservieren Sie Zeitfenster für Entspannung, Bewegung, Spaziergänge, Lesen oder andere Hobbys, für Zeit mit Freunden und der Familie, und für eine Mittagspause, in der Sie ausreichend, bewusst und gesund essen können. Auch für Ihre Selbstreflexion dürfen und sollen Sie sich Zeit freihalten. Das bedeutet, dass Sie auch positive Aktivitäten in die To-do-Liste aufnehmen oder als Belohnung einplanen – für viele langjährige Listenschreiber ein ganz neuer Gedanke, da diese Listen oft nur Pflichten enthalten. Doch Momente der Freude sind genauso wichtig wie das Erledigen von Aufgaben.

Auch hier kann es wieder sinnvoll sein, mit kleinen Schritten zu starten. Tragen Sie beispielsweise drei „Selbstfürsorge-To-dos" in Ihre Liste ein, die Ihren persönlichen Bedürfnissen entsprechen. Diese sind dann nicht mehr, wie vielleicht bisher, der Zeit vorbehalten, die übrig bleibt, sondern es sind nun unverrückbare Termine, die auch als solche sichtbar sind.

VERTEIDIGEN SIE DIE SELBSTFÜRSORGETERMINE! Damit Sie bei übervollen Wochen nicht an Ihrer Selbstfürsorge kürzen, ist es sehr wichtig, dass diese Zeiten im Kalender fixiert sind. Bestehen Sie darauf, diese Termine wahrzunehmen. Knicken Sie einmal ein, dann wird es auch ein zweites oder drittes Mal passieren – und schon verschwindet der Termin aus Ihrem Alltag.

Ein weiterer Aspekt der Selbstfürsorge sind digitale Auszeiten, die ebenfalls eingetragen werden sollten. Sie sind wichtig, um dem Gehirn die Möglichkeit zu geben, komplett abzuschalten und sich zu erholen, aber auch, um sich bei der Arbeit besser zu konzentrieren und produktiv zu sein. E-Mails, Anrufe oder Benachrichtigungen beeinträchtigen die Leistungsfähigkeit deutlich (sogar wenn das Handy nur stummgeschaltet auf dem Tisch liegt, hat es negativen Einfluss auf die kognitive Kapazität).

In diesem Zusammenhang kommt auch der Sägeblatteffekt zum Tragen, der besagt, dass es immer einige Zeit dauert, um in einen Arbeitsfluss zu gelangen. Jede Unterbrechung stört den Arbeitsfluss, reduziert die Leistungsfähigkeit und verlängert die investierte Zeit, da man sich erneut hineindenken muss. Planen Sie also längere, ununterbrochene Zeiträume, um sich auf Aufgaben zu konzentrieren, ohne durch ständige digitale Störungen beeinträchtigt zu werden, oder um wirklich eine digitale Pause einzulegen. Es wird auf allen Ebenen einen qualitativen Unterschied machen.

Digitale Auszeiten helfen auch, persönlichen Interaktionen mit Ihnen wichtigen Personen mehr Raum zu geben. Im Privaten schaffen Sie auf diese Weise Entspannungsmomente auf Spaziergängen, in Gesprächen und bei anderen Gelegenheiten. Ihr Schlaf profitiert von den Auszeiten genauso wie Ihre Produktivität tagsüber.

Und noch ein Rat für alle, die ihn benötigen: Bitte nehmen Sie Ihr Handy auch nicht mit zur Toilettenpause, weder daheim, noch wenn Sie vom Büroarbeitsplatz kommen. Gönnen Sie Ihren Augen und Ihrem Kopf wenigstens diese kurze Pause!

Weglassen, loslassen, andere machen lassen

Haben Sie den Mut, Aufgaben zu streichen, Verantwortung abzugeben, sich von Belastendem zu lösen.

Denken Sie noch einmal zurück an die lange To-do-Liste und die vielen unsichtbaren Lasten, die Ihren Kopf füllen. Kann es sein, dass Sie den Großteil Ihrer Aufgaben den Eisenhower-Kategorien A und B zugeordnet haben und nur wenig den Kategorien C und D? Das ist gerade am Anfang nicht ungewöhnlich. Wie fühlt sich das an? Immer noch ganz schön viel und erschlagend, oder? Schlimmstenfalls zweifeln Sie deswegen sogar am Nutzen dieser Methode. Was bringen Ihnen vier Kategorien, wenn bei Ihnen doch ohnehin nur wichtige Aufgaben anstehen? Klar, wenn Sie es dabei belassen, werden Sie die Last nicht los.

Wenn Sie an diesem Punkt stehen, ist es ratsam, sich Eisenhowers Kategorien C und D noch mal genauer vorzunehmen. Vielleicht sind Sie nach dem Lesen dieses Kapitels eher bereit, ein paar mehr Aufgaben in diese Kategorien zu verschieben.

Die Kunst des Delegierens

Wann haben Sie das letzte Mal jemanden gebeten, etwas für Sie zu erledigen oder Ihnen bei etwas zu helfen? Wenn Sie das noch wissen, sind Sie schon gut, denn sehr vielen Menschen fällt es schwer, andere um Hilfe zu bitten und ihnen Aufgaben zu übertragen. Dabei sind sich die meisten durchaus darüber im Klaren, dass es zu Überlastung, Erschöpfung und Erkrankungen führen kann, Verantwortung für alles Mögliche auf den eigenen Schultern zu tragen.

Die Herausforderung besteht also darin, Verantwortung zu teilen und gemeinsam Verantwortung zu übernehmen. Das gilt, wie bereits beschrieben, für Mental Load in der Familie, aber ebenso für alle anderen Lebensbereiche. Schauen Sie deshalb Ihre Aufgaben und Verantwortlichkeiten noch einmal unter dem Gesichtspunkt an, welche Punkte davon jemand anderes genauso gut oder vielleicht sogar besser erledigen könnte. Das heißt natürlich nicht, dass Sie ins andere Extrem verfallen und von nun an alle Aufgaben delegieren sollten. Doch letztendlich werden Sie überrascht sein, bei wie vielen Aufgaben das problemlos möglich ist. Gehen Sie also die Punkte auf Ihrer To-do-Liste durch und überlegen Sie: Wer fällt Ihnen aus Ihrem persönlichen oder beruflichen Umfeld ein, der das erledigen könnte? Wer hat die Fähigkeiten, das Verständnis und ausreichend Ressourcen für bestimmte Aufgaben? Im beruflichen Umfeld können das Kollegen, aber auch Auszubildende oder Praktikanten sein, im privaten Umfeld denken Sie an Freunde und Bekannte oder jemanden aus der Familie.

Wenn Ihnen jemand eingefallen ist, dem Sie vertrauen und dem Sie zutrauen, eine bestimmte Aufgabe erfolgreich zu bewältigen, rufen Sie die Person doch direkt an oder schreiben Sie eine Nachricht. Fällt Ihnen das noch schwer? Das ist nicht verwunderlich, denn dafür gibt es zahlreiche Gründe: Denken Sie vielleicht, die Person weiß nicht (so gut wie Sie), wie das geht, traut es sich selbst nicht zu oder hat selbst keine Kapazitäten? Oder haben Sie Angst, dass Sie die Aufgabe dann aus dem Blick verlieren, selbst außen vor sind, und es Ihnen schwerfällt, die Kontrolle loszulassen?

Folgendes kann helfen, die Gedanken, die Sie vom Delegieren abhalten, zu entkräften: Erklären Sie bei der Übergabe der Aufgabe beziehungsweise des Verantwortungsbereichs so konkret wie möglich, worum es sich handelt. Erläutern Sie alle relevanten Details, welcher Zweck damit verbunden ist und welche Erwartungen und Ziele es diesbezüglich gibt. Dann entstehen keine Missverständnisse und die Wahrscheinlichkeit steigt, dass das Ergebnis auch für Sie zufriedenstellend ist.

Falls Sie Angst haben, die Person durch die übertragene Verantwortung zu sehr zu belasten, führen Sie sich Folgendes vor Augen: Es ist erwiesen, dass Personen, die befähigt werden, nicht nur zusätzliche Aufgaben, sondern auch Verantwortung zu übernehmen, eine höhere Eigenverantwortung zeigen und effizienter arbeiten. Erledigen sie die übertragenen Dinge erfolgreich, wirkt sich das wiederum positiv auf ihre Selbstwirksamkeit aus, und die nächste Aufgabe kann kommen.

Beim Delegieren geht es nicht darum, den eigenen „Schreibtisch" leer zu räumen und den eines anderen vollzupacken, sondern Verantwortlichkeiten und die damit verbundene Last gerecht aufzuteilen, sodass im Idealfall niemand überlastet ist. Damit Sie die eigentliche Aufgabe nicht aus dem Blick verlieren, kann es sinnvoll sein, eine Feedbackkultur zu etablieren, bei der der Zwischenstand berichtet wird, oder (Meilenstein-)Treffen zu planen, um den Fortschritt zu sehen und im besten Fall festzustellen, dass alles nach Plan läuft. Ist das nicht so, haben Sie die Möglichkeit, Anpassungen vorzunehmen. Nicht nur dafür kann es hilfreich sein, Unterstützung anzubieten, für Rückfragen immer ansprechbar zu sein, aber auch weitere Ansprechpartner zu benennen. So sind Sie nicht ganz raus aus der Verantwortung, tragen aber definitiv nicht die Hauptlast.

EIN FAMILIEN-MEETING: Dachten Sie beim Lesen gerade an Ihren Job? Tatsächlich stammen viele Empfehlungen zum Thema aus dem beruflichen Bereich. Doch das meiste lässt sich gut aufs Privatleben übertragen. Wie wäre es etwa, wenn Sie in der Familie gemeinsam einmal wöchentlich auf die To-dos schauen und über deren Erledigung sprechen?

Wenn Sie der Person, die Sie ausgewählt haben, vertrauen, können Sie beim nächsten Mal die Zügel lockerer lassen. Geben Sie dem anderen die Freiheit, die Aufgabe auf seine Weise zu erledigen. Lassen Sie also Ihre Vorstellungen los, dann entsteht wunderbarer Raum für Kreativität und Innovationen und auf Ihrer Seite freie Zeit. Akzeptieren Sie es auch, wenn Fehler passieren. Fehler geben immer Raum zum Lernen und zur Verbesserung. Und es ist in Ordnung, wenn Dinge nicht perfekt sind (denken Sie ans Pareto-Prinzip, Seite 78). Reflektieren Sie am Ende einer delegierten Aufgabe immer auch, wie es gelaufen ist, um zukünftig leichter entscheiden zu können, welche Aufgaben Sie an welche Person übertragen. Eventuell nehmen Sie dann ein paar Anpassungen vor, damit es noch besser läuft. Auf jeden Fall sollte Sie es, selbst wenn es anfangs Schwierigkeiten gibt, immer wieder versuchen. Denn durch effektives Delegieren gelingt es Ihnen, mehr Raum für Ihre Selbstfürsorge zu schaffen und Verantwortung für Ihr Wohlbefinden zu übernehmen.

Noch ein Gedanke zum Schluss: Im privaten Kontext kann erfolgreiches Delegieren auch die Auslagerung von Aufgaben an externe Dienstleister bedeuten. Was spricht beispielsweise dagegen, eine Reinigungskraft zu engagieren, damit Sie mehr Zeit für sich und Ihre Familie haben? Klar, das kostet Geld. Falls Ihr Familienbudget das nicht hergibt, ist das leider keine Option. Oft spielen aber eher andere Bedenken eine Rolle, etwa die Sorge, eine fremde Person in die eigenen vier Wände zu lassen, die zudem gar nicht genau weiß, worauf Sie in Sachen Sauberkeit besonderen Wert legen. Hier lohnt es sich, mit den Argumenten aus diesem Kapitel im Hinterkopf, zu überlegen, ob die Investition in eine Haushaltshilfe nicht doch ein wirksamer Schritt sein könnte, Sie im Alltag zu entlasten. Eine andere, weniger kostspielige Idee ist zum Beispiel die Möglichkeit, Lebensmittel online zu bestellen, sodass Sie diese nur noch abholen müssen. Viele Supermärkte bieten diese Option mittlerweile an. So können Sie sich den Gang durch die Regale mit müden Kindern im Schlepptau ersparen. Es gibt natürlich noch viele weitere Möglichkeiten. Was fällt Ihnen ein? In allen Fällen gilt: Ja, solche Entlastungen kosten etwas Geld. Doch wenn Sie durch dieses Geld wertvolle Zeit für sich gewinnen, ist es eine sehr sinnvolle Ausgabe.

Ab in den Müll

Eine besondere Hürde bei der Arbeit mit der Eisenhower-Matrix ist für viele Menschen die Kategorie D. Es gehört Mut dazu, etwas in den „Müll" zu werfen, es also einfach gar nicht zu tun und zu vergessen. Dennoch ist die Frage, was weder dringend noch wichtig ist, entscheidend, wenn Sie sich mehr Raum verschaffen wollen: Was kann weg?

Sie wollten schon lange mal den Keller vollständig aufräumen, das Bücherregal neu ordnen, den einen Bekannten anrufen, der Ihnen vielleicht beruflich nützlich sein könnte (vielleicht aber auch nicht)? Immer wieder schreiben Sie diese To-dos auf die Liste, weil sie Ihnen irgendwann einmal wichtig vorkamen. Dann ist aber Folgendes passiert: Sie haben die wichtigsten und dringendsten To-dos sofort erledigt, ein paar der Dinge delegiert und ein paar mit einem Datum versehen und dann erledigt. Was übrig bleibt, wandert von To-do-Liste zu To-do-Liste, immer begleitet von dem Gefühl, dass Sie es ja nicht ganz vergessen sollten. Und jedes Mal, wenn Sie das To-do sehen und weiterschieben, spüren Sie eine kleine zusätzliche mentale Last. Wäre es da nicht besser, gleich den Mut zu finden, es zu streichen oder gar nicht erst auf die Liste zu schreiben? Klar wäre es das, werden Sie sagen, aber wie soll das gehen? Ganz loslassen fällt Ihnen schwer, es erschien Ihnen ja schließlich einmal wichtig.

Wir verraten Ihnen ein Geheimnis: Die To-do-Liste hat eine hübsche kleine Schwester: Die Let-it-be-Liste. Auf dieser Liste notieren Sie alles, was Sie sein lassen wollen, zumindest für eine gewisse Zeit, weil Sie keine Kapazitäten dafür haben. Sie müssen sich nicht für immer von diesen Aufgaben trennen, sondern können sie wieder hervorholen, wenn es Ihre Kapazitäten zulassen oder Sie vielleicht sogar Lust auf eine dieser Aufgaben haben.

TO-DO-ABWEHR: Sehr hilfreich ist es auch, wenn es potenzielle D-Aufgaben gar nicht erst auf Ihre Liste schaffen. Haben Sie zum Beispiel schon einmal darüber nachgedacht, einfach zum nächsten Schulfest keinen Kuchen zu backen? Und diese Aufgabe auch nicht zu delegieren, sondern es einfach anderen zu überlassen, sich darum zu kümmern?

Dinge auszusortieren, wirft gedanklichen Ballast ab. Es führt zu einem viel befriedigenderen Gefühl, wenn man weiß, dass es realistisch ist, die Dinge, die noch auf der Liste stehen, auch selbst zu erledigen. Fragen Sie sich immer, ob und wofür Sie ein To-do auf der Liste benötigen, ob es Sie zufriedener oder glücklich macht oder ob es einen anderen guten Grund gibt, die Aufgabe zu erledigen.

Um mentale oder physische Erschöpfung zu vermeiden, kann es auch notwendig sein, mal einen Termin abzusagen. Im eng getakteten Alltag neigen viele Menschen dazu, ihre Zeit zu „überplanen" und keine Pufferzeiten für Unvorhergesehenes oder für sich freizulassen. Verplanen Sie deshalb nicht all Ihre Zeit. Es ist Ihnen doch sicher schon passiert, dass ein unerwarteter Anruf kam, dass sich Prioritäten geändert haben, Sie schnell mit dem Kind zum Arzt mussten, Aufgaben länger als gedacht gedauert haben, Fehler korrigiert werden mussten, Sie im Stau standen oder die Bahn nicht kam. Eine Faustregel besagt, dass Sie 40 Prozent der Zeit freihalten sollten, um Unvorhergesehenes aufzufangen. Und vergessen Sie die Pausen nicht! Diese sollten Sie zusätzlich einplanen. Pufferzeiten sind keine Pausen!

Sind Sie am Ende früher mit allem fertig, umso besser. So haben Sie beispielsweise Zeit für eine Selbstfürsorgeaktivität, die auch gerne das bereits erwähnte „dolce far niente" sein darf. Vergessen Sie nicht: Ihre Selbstfürsorge sollte kein Termin sein, der zusätzlichen Stress bringt.

Nein – Ihr neues Zauberwort

Ein wichtiger Schlüssel zur Entlastung ist eine ehrliche Kommunikation. Teilen Sie den Menschen im privaten und beruflichen Bereich mit, wenn Sie Ihre Grenzen erreichen – am besten schon rechtzeitig vorher, nicht erst, wenn Sie diese Grenzen bereits überschritten haben. Bieten Sie, wenn möglich und sinnvoll, Alternativoptionen an. Ist der Arbeitstermin nicht wichtig oder nicht dringend, sagen Sie ihn lieber komplett ab, als ihn zu verschieben oder auf einen Onlinetermin umzumünzen. Es ist in Ordnung, Termine abzusagen und Nein zu sagen, denn es ist besser, sich selbst zu schützen und die eigenen Bedürfnisse ernst zu nehmen, anstatt sich zu überfordern und letztendlich die Qualität Ihrer Arbeit, Aufgaben und Beziehungen sowie Ihres Wohlbefindens zu beeinträchtigen.

An dieser Stelle ein paar Worte zur Kunst des Neinsagens. Natürlich ist es auch ein Zeichen von Hilfsbereitschaft, Fürsorge und Rücksichtnahme, wenn Sie gern Anfragen annehmen und unterstützen, wo Sie können, indem Sie zum Beispiel den Nachtdienst übernehmen oder beim eben genannten Schulfest mit Kuchen aushelfen. Doch wenn Sie zu allem Ja sagen, überschreiten Sie sehr wahrscheinlich irgendwann die Grenze des Leistbaren und der Raum für Ihre persönlichen Bedürfnisse wird immer kleiner.

Wenn Ihnen das Neinsagen schwerfällt, können dahinter unklare Prioritäten stehen, aber auch die Angst vor Ablehnung, Konfliktvermeidung, ein niedriges Selbstwertgefühl, sozialer Druck, fehlende Übung, ein schlechtes Gewissen oder ungesunde Beziehungsdynamiken. Es kann sinnvoll sein, herauszufinden, welche Gründe in Ihrem Fall eine Rolle spielen, und daran zu arbeiten. In jedem Fall empfiehlt es sich jedoch, das Neinsagen zu üben.

Klar ist, ein Nein kann je nach Situation Konsequenzen haben, die sorgfältig abgewogen werden sollten. Die Wahl liegt aber immer bei Ihnen – ob Sie sich für Ihre eigenen Bedürfnisse und Ihr Wohlbefinden entscheiden und eine Grenze markieren (das ist Ihr Recht!) oder ob Sie die Bedürfnisse anderer in den Vordergrund stellen. Doch denken Sie daran, dass Sie nur dann wirklich für andere da sein können, wenn es Ihnen selbst gut geht – und das erreichen Sie, indem Sie Ihre eigenen Prioritäten deutlich setzen.

Die Schwierigkeit besteht oft darin, dass andere gar nicht wissen, wo Ihre Grenze ist, denn diese ist, wie Mental Load, unsichtbar. Sie brauchen also gute Kommunikationstechniken, um die Grenze sichtbar zu machen und frühzeitig zu formulieren, wenn sie erreicht ist. Rechts finden Sie ein paar Anregungen, welche Sätze Sie das nächste Mal verwenden können. Welcher Satz gefällt Ihnen besonders? Schreiben Sie diesen Satz (auf Wunsch in angepasster Form) auf einen Merkzettel und hängen Sie ihn an die Stelle, an der Sie ihn vermutlich das nächste Mal benötigen werden.

Werfen Sie noch einmal einen genaueren Blick auf die Sätze auf der nächsten Seite. Sie zeichnen sich dadurch aus, dass Sie damit in der Ich-Form Ihre persönlichen Bedürfnisse deutlich machen. Sie kommunizieren, wie es Ihnen mit der Anfrage geht. Auf diese Weise kann die Absage besser angenommen werden und niemand fühlt sich angegriffen. Ein Nein so zu formulieren, drückt Respekt, Mitgefühl und Wertschätzung aus.

NEINSAGEN ÜBEN: Suchen Sie sich leichte Situationen aus, in denen Sie das Nein ausprobieren, etwa an der Frischetheke, wenn mehr auf der Waage liegt, als Sie bestellt haben, oder in der Einkaufsstraße, wenn Sie von einer Person angesprochen werden, die um Mitgliedschaften wirbt. Jeder kleine Erfolg in Alltagssituationen stärkt das Selbstbewusstsein und bereitet auf größere Herausforderungen vor.

Nehmen Sie die Momente, in denen Sie es geschafft haben, Nein zu sagen, und die damit einhergehenden positiven Auswirkungen bewusst wahr. Belohnen Sie sich selbst für diese kleinen Schritte der Selbstbehauptung. Es kann auch hilfreich sein, diese positiven Erlebnisse aufzuschreiben.

DEN JA-REFLEX STOPPEN

Es gibt viele selbstfürsorgliche Alternativen zu „Ja, mach ich". Üben Sie mal, indem Sie diese Vorschläge laut vorlesen.

- ○ „Darüber muss ich erst einmal nachdenken. Ich gebe dir morgen Bescheid."
- ○ „Ich schaffe das diese Woche nicht mehr, aber nächste Woche habe ich noch eine Lücke. Frag mich dann gern noch mal."
- ○ „Ich habe dafür nur 30 Minuten Zeit. Ich kann nur das übernehmen, was ich in dieser Zeit schaffe."
- ○ „Ich kann das machen, aber nur, wenn ich dafür eine andere Aufgabe abgeben kann."
- ○ „Ich bin schon die letzten drei Mal eingesprungen, dieses Mal ist jemand anderes dran."
- ○ „Ich helfe gern bei etwas anderem, aber das liegt mir überhaupt nicht."
- ○ „Mein Schreibtisch ist voll. Ich kann die Prioritäten umsortieren. Dann mache ich das zuerst, die andere Aufgabe schaffe ich dann aber erst nächste Woche. Passt das?"
- ○ „Danke, das ist ein wundervolles Kompliment, dass Sie mir das zutrauen. Trotzdem kann ich Ihnen heute nicht aushelfen."
- ○ „Ich freue mich sehr, dass Sie an mich denken. Aber mein Terminkalender ist heute/diese Woche/nächste Woche schon komplett voll."
- ○ „Ich sehe, dass du unter Druck stehst. Allerdings bin ich mit meinen eigenen Aufgaben noch nicht fertig und kann dir daher jetzt nicht helfen."
- ○ „Nein, das ist in der Zeit nicht zu schaffen."
- ○ „Nein, das ist heute nicht möglich."
- ○ „Ich weiß, dass das dringend ist, aber ich habe aktuell keine Kapazitäten. Bitte frag jemand anderen."
- ○ „Ich möchte sicherstellen, dass die Qualität nicht leidet. Deshalb kann ich das unter Zeitdruck nicht übernehmen."

Beziehungen loslassen

Haben Sie erfolgreich in Ihrem Alltag Nein gesagt und Grenzen gesetzt? Dann können Sie sich nun fragen, wie gut Ihnen das Neinsagen schon in Bezug auf zwischenmenschliche Beziehungen gelungen ist – beispielsweise in Freundschaften, die Ihnen nicht guttun, aber auch in Paar- oder Familienbeziehungen. Zur Selbstfürsorge gehört es nämlich auch, gesunde Beziehungen zu pflegen und sich mit positiven Menschen zu umgeben. Im Umkehrschluss bedeutet dies, sich von Beziehungen zu distanzieren, die Ihnen nicht guttun.

Natürlich ist das in vielen Fällen nicht leicht. Ein erster Schritt kann es sein, anhand der folgenden Kriterien zu überprüfen, ob eine Beziehung weiterhin gut ist oder eher ungesund. Ist die Beziehung sehr einseitig, das heißt, Sie geben deutlich mehr als zurückkommt? Verursacht die Beziehung ständig Stress und Unwohlsein? Fühlen Sie sich nicht ausreichend unterstützt? Leidet Ihr Selbstwert durch ständige Kritik und negative Kommentare? Stimmen Ihre Werte und Interessen nicht (mehr) überein? Führt die Kommunikation zu Missverständnissen und Spannungen, weil Sie nicht offen und ehrlich sein können? Gehen Ihre persönlichen Entwicklungsschritte zu weit auseinander, was zu Konflikten führt?

Wie viele dieser Fragen haben Sie mit Ja beantwortet? Je mehr es sind, desto eher sollten Sie sich mit dem Loslassen von ungesunden Beziehungen auseinandersetzen. Überlegen Sie dazu, wie sich die Beziehung auf Ihr Wohlbefinden auswirkt. Bevor Sie die Beziehung beenden, kann es aber erst einmal sinnvoll sein, klare Grenzen zu setzen und das Gespräch zu suchen, um die Situation zu klären. Achten Sie dabei auf Ihre Bedürfnisse und darauf, dass Ihre Grenzen auch vom anderen respektiert werden. Sprechen Sie zudem mit anderen über Ihre Gedanken und Gefühle, um diese zu sortieren. Sie können auch positive Selbstgespräche führen, um an Ihrem Selbstwertgefühl zu arbeiten und Ihre Selbstliebe zu fördern. Denn Sie verdienen gesunde stärkende Beziehungen. Ein gutes Selbstwertgefühl erleichtert es, ungesunde Beziehungen zu beenden.

Nicht zuletzt sollte auf familiäre Beziehungen geschaut werden. Während Sie sich Freunde und den Partner selbst aussuchen, gibt es bei der biologischen Familie keine Wahl. Durch ihre hohe Komplexität und starke Verwurzelung ist es in diesem Fall besonders schwer, sich von einer ungesunden Dynamik zu lösen. Ist die familiäre Atmosphäre so angespannt, dass Konflikte ständig eskalieren und die Beziehung zwischen den Familienmitgliedern belasten? Ist eine Person so dominant, dass alle anderen unterdrückt werden? Bestehen unrealistische Erwartungen und Druck, der starken Stress auslöst? Und haben Sie das Gefühl, nicht so geliebt und akzeptiert zu werden, wie Sie sind? Überlegen Sie sich auch hierbei gut, welche Art von Familienbeziehungen Sie wirklich in Ihrem Leben haben möchten, weil sie Sie stärken und unterstützen.

HOLEN SIE SICH HILFE! In einigen Fällen kann ratsam sein, externe Unterstützung zu suchen, die darauf spezialisiert ist, mit Familienproblemen umzugehen und den Prozess zu begleiten. Das sind zum Beispiel systemische Angebote oder auch Familienberatungsstellen. Letztere bieten oft kostenlose Beratungen an.

Bei den Beziehungen, die ungesund sind, sollten Sie den Kontakt minimieren oder unterbrechen, sich von dieser Person distanzieren, und als letzte Option die Beziehung beenden. Je nachdem, um welche Art von Beziehung es sich handelt, ist das mitunter ein sehr großer, schwieriger Schritt. Eine Freundschaft lässt sich vergleichsweise einfach beenden (was nicht heißt, dass es nicht trotzdem schmerzhaft sein kann), eine Scheidung oder der Kontaktabbruch zur Familie hat hingegen starken Einfluss auf Ihr Leben. Selbstverständlich können und sollten Sie so eine Entscheidung nicht übereilt treffen. Lesen Sie hierzu auch das Kapitel über schwere Entscheidungen ab Seite 124.

Stimmt Ihre Work-Life-Balance?

Loslassen ist ebenfalls wichtig, wenn eine gesunde Work-Life-Balance erreicht werden soll. Das bedeutet, dass es Ihnen gut gelingen sollte, die Arbeit in Ihrer Freizeit loszulassen, denn wenn die Work-Life-Balance nicht stimmt und Sie übermäßig viel arbeiten, sinkt das körperliche und psychische Wohlbefinden. Wenn es Ihnen nicht gelingt abzuschalten, hat das letztlich auch negative Auswirkungen auf Ihre Arbeit.

Doch was heißt Work-Life-Balance denn eigentlich? Der Begriff bezieht sich auf die Frage nach dem Verhältnis zwischen Berufs- und Privatleben. Idealerweise gibt es hier einen Ausgleich, der in beiden Bereichen die positiven Erlebnisse in den Vordergrund rückt.

Ein wichtiger Aspekt der Selbstfürsorge im Bereich Work-Life-Balance ist es, wirklich Feierabend zu machen und eine klare Grenze zwischen Arbeit und den anderen Bereichen zu ziehen. Dies gilt insbesondere in einer digitalen Welt, die von ständiger Erreichbarkeit, virtuellen Büros und Homeoffice geprägt ist.

Für das Umschalten zwischen Arbeit und allem anderen verlassen Sie am besten ganz bewusst und achtsam den Arbeitsplatz. Nutzen Sie dafür ein Ritual, das Ihnen signalisiert, dass Sie die Arbeit nun beruhigt für heute sein lassen können. Dies kann zum Beispiel das Aufräumen des Schreibtischs sein und das Notieren der drei wichtigsten Dinge für den morgigen Tag, aber auch das physische Verlassen des Arbeitsplatzes oder das Schließen des Laptops.

Ein Begriff, der mit der Corona-Pandemie und der zunehmenden Verbreitung der Remote-Arbeit durch flexiblere Arbeitsmodelle und moderne Technologien an Bedeutung gewonnen hat, ist das sogenannte Work-Life-Blending. Dieser Begriff besagt, dass berufliche und persönliche Lebensbereiche verschmelzen, was sowohl positive als auch negative Auswirkungen haben kann. Positiv sind die höhere Flexibilität und die bessere Vereinbarkeit von Beruf und Familie (zum Beispiel ist es leichter, Arzttermine mit Kindern unterzubringen oder Angehörige zu pflegen). Zudem können die Arbeitszeiten individueller gestaltet werden, also beispielsweise besser an den jeweiligen Chronotyp angepasst werden, was sinnvoll ist, weil manche Menschen außerhalb der traditionellen Arbeitszeiten produktiver sind. Bedacht werden sollte allerdings auch die Kehrseite der Medaille, denn dieses Modell kann aufgrund der verschwommenen Grenzen zwischen Arbeit und Freizeit, der ständigen Erreichbarkeit und mangelnder Selbstregulierung zu Überarbeitung, Stress und stressassoziierten Erkrankungen führen.

In einer digitalisierten Welt, in der die Grenzen zwischen Arbeits- und Privatleben zunehmend verschwimmen, ist die Fähigkeit, bewusst abzuschalten und die Arbeitszeit klar zu strukturieren, entscheidend für eine gesunde Work-Life-Balance. Es geht nicht nur um das Ende eines traditionellen Arbeitstages, sondern vielmehr darum, bewusst Pausen zu machen und Freiräume für das Privatleben zu schaffen, um langfristig ausgeglichen zu bleiben.

Die gemeinsame Botschaft in den hier benannten verschiedenen Kontexten ist das Loslassen. Egal, ob es um das Loslassen der Arbeitsthemen, von Kontrolle, unrealistischen Erwartungen oder belastenden Beziehungen geht, es trägt jeweils zur Förderung von Wohlbefinden und Lebensqualität bei.

Ein neuer, selbstfürsorglicher Tag

Gehen Sie nun noch einmal zur Beschreibung eines typischen Tagesablaufs (am Anfang des Kapitels) zurück. Stellen Sie sich vor, Sie haben es über einen längeren Zeitraum geschafft, einige der Tipps aus diesem Buch zu berücksichtigen. Wie sieht Ihr Tag jetzt aus? Schreiben Sie das erneut auf!

VOM TRAUM ZUR UMSETZUNG: Erträumen Sie sich diesen neuen Zustand nicht nur, sondern fangen Sie an, sich Schritt für Schritt diesem neuen Tagesablauf zu nähern. Überlegen Sie dazu, was Sie rasch umsetzen können und was langfristige Planung braucht.

Lassen Sie sich auch vom neu gestalteten Beispiel-Tag inspirieren: Morgens um 6 Uhr klingelt der Wecker. Statt gleich das Handy zu checken, beginnt die Person den Tag mit einer kurzen Atemübung und setzt positive Affirmationen ein. Nach diesem sanften, achtsamen Start kümmert sie sich um ihre Morgenroutine. Die Kinder werden fünf Minuten früher geweckt, das Frühstück wird bewusst zubereitet und eingenommen, ohne Ablenkung durch E-Mails oder soziale Medien. Dabei plant die Person den bevorstehenden Tag und setzt klare Prioritäten. Für die Kinder hat sie bereits am Abend vorher alle Sachen vorbereitet. Fünf Minuten Pufferzeit bis zur Abfahrt helfen, auf Unvorhergesehenes zu reagieren. Auf dem Weg zur Arbeit nutzt sie die Zeit im Auto, um ein Hörbuch zu hören.

Am Arbeitsplatz angekommen, widmet sich die Beispiel-Person zunächst den A-Prioritäten. Sie nimmt sich bewusst Zeit für diese Aufgaben, ohne sich von ständigen E-Mail-Push-Benachrichtigungen ablenken zu lassen. Ihre E-Mails überprüft sie stattdessen zu festgelegten Zeiten. Sie behält den Überblick über ihre Aufgaben und schätzt realistisch ein, wie viel Zeit jede in Anspruch nehmen wird. Bis zum Mittag schafft sie schon einen Großteil. In der Mittagspause entscheidet sie sich bewusst für eine digitale Auszeit. Das Smartphone bleibt während des Essens in der Kantine und auch während des Spaziergangs an der frischen Luft in der Tasche.

So startet die Person gestärkt in den Nachmittag. Sie priorisiert ihre übrigen Aufgaben mit der ABCD-Methode. Durch klare Entscheidungen vermeidet sie Überlastung und behält die Kontrolle über ihre Zeit. Nach offenen Gesprächen über ihre Belastung, delegiert sie einige Aufgaben an ihre Kollegin (Text Korrektur lesen) und ihren Partner (Einkaufen). Auf dem Nachhauseweg nimmt sie sich Zeit für einen Anruf bei ihrer Mutter. Dieser Moment der Verbundenheit ist ihr wichtig (B-Aufgabe). Den Nachmittag genießt sie mit ihrer Familie und bezieht alle bei den anfallenden Haushaltsaufgaben ein, indem jeder zehn Minuten dort hilft, wo es gerade gebraucht wird. Organisatorische Aufgaben (wie das Foto für das Abschiedsgeschenk) sammelt sie und erledigt sie gebündelt am Wochenende. So kann der Abend entspannt auf der Couch verbracht werden, mit einem guten Buch oder einer angenehmen Unterhaltung.

Halten Sie das für unrealistisch? Lassen Sie sich nicht davon abschrecken, dass es hier einen 180-Grad-Wandel gegeben hat. Das Beispiel soll veranschaulichen, was alles möglich ist, wenn Sie sich auf den Weg machen und einen Prozess anstoßen. Sie können dort ankommen, aber dazu ist Zeit, Willenskraft und Durchhaltevermögen nötig. Auch wenn jeder Weg anders ist, geht es immer mit einem ersten Schritt los. Also, wo fangen Sie an?

Wenn große Entscheidungen anstehen

Lebensentscheidungen zu treffen, fällt keinem leicht. Es gibt Methoden, die helfen, bewusst Veränderungen anzustoßen.

Sie haben in diesem Buch viele Beispiele gesehen, bei denen es darum ging, mit kleinen Veränderungen einen großen Schritt in Richtung Selbstfürsorge zu machen. Manchmal reichen diese kleineren Veränderungen aber nicht, auch nicht in der Summe, sondern größere Entscheidungen sind erforderlich. Eine Stundenreduktion alleine löst beispielsweise das berufliche Problem nicht, sondern es muss der Jobwechsel her. Oder kleinere Veränderungen in der Partnerschaft haben nicht dazu beigetragen, das negative Grundgefühl aufzulösen, sodass eine Trennung in Erwägung gezogen werden muss. Solche Entscheidungen sind schwierig, häufig auch schmerzhaft. Wie gelingt es Ihnen, diese zu treffen und umzusetzen?

Bevor Sie sich mit großen Veränderungen auseinandersetzen, schauen Sie auf Ihre grundsätzliche Haltung zu Veränderungen. Machen Sie sich deutlich: Nur Sie allein gestalten Ihr Leben. Oft haben Menschen das Gefühl, das Leben sei Schicksal und sie müssten sich fügen, obwohl sie gerne ein anderes Leben führen möchten. Geht es Ihnen auch so? Dann hilft Ihnen hoffentlich die Erkenntnis, dass Schicksal nur sehr selten im Leben vorkommt. Viel häufiger ist es, dass Sie bewusst oder auch unbewusst eine Entscheidung treffen. Vielleicht entgegnen Sie: „Das stimmt aber nur zum Teil. Meinen Chef habe ich mir nicht ausgesucht, der ist mir vorgesetzt worden." Ja, das stimmt, aber wie Sie mit ihm umgehen, ob Sie die Abteilung oder gar die Firma wechseln, alles das ist Ihre Entscheidung. Aber: Jede Entscheidung hat ihren Preis, und es ist wichtig, dass Sie bei jeder großen Entscheidung überlegen, welchen Preis Sie zu zahlen bereit sind. Im Übrigen ist auch dort zu bleiben, eine Entscheidung, die Sie treffen und die scheinbar mit geringeren Kosten einhergeht.

Nehmen wir ein anderes Beispiel: Sie haben früher gerne Tennis gespielt, aber nun viele Jahre pausiert. Sie möchten wieder mit dem Spielen anfangen und haben sich zum Ziel gesetzt, das nächste Senioren-Tennis-Turnier in Ihrer Stadt zu gewinnen. Was wäre dafür zu tun? Sie müssten mehr trainieren, vielleicht im Job kürzertreten und auch am Wochenende aufs lange Schlafen verzichten und auf den Platz gehen. Der Weg zum Sieg hätte also einen Preis: den Preis, einen Teil der Freizeit aufzugeben und dafür zu trainieren.

KEINE ZEIT? Häufig sagen Leute, sie hätten für dieses oder jenes keine Zeit. Keine Zeit zu haben, ist eine Frage der Priorität. Wenn Sie für etwas keine Zeit haben, dann ist Ihnen etwas anderes wichtiger. Auch das ist eine Entscheidung. Wichtig ist, dass Sie erkennen, dass Sie entscheiden, wofür Sie Zeit haben.

Gerade im Bereich großer Entscheidungen gilt: Übernehmen Sie Verantwortung für sich und Ihr Leben und die dazugehörigen Entscheidungen. Auch wenn Sie mal die falsche Entscheidung getroffen haben, suchen Sie die Schuld nicht bei jemand anderem. Sie haben vielleicht falsch entschieden, das kann passieren. Überlegen Sie, was Sie das nächste Mal brauchen, um eine bessere Entscheidung zu treffen. Oft wird es aber so sein, dass Sie unter den gegebenen Umständen und mit den vorhandenen Informationen die richtige Entscheidung getroffen haben. Mit anderen, neuen Informationen hätte die Situation anders ausgesehen und Sie hätten sich anders entschieden. Das ist so. Und das sollten Sie anerkennen. Es gibt keine perfekte Entscheidung. Wichtig ist: Sie können nicht in die Zukunft sehen und nur im Hier und Jetzt auf Grundlage der aktuellen Informationen Entscheidungen treffen. Erinnern Sie sich auch daran, welche richtigen Entscheidungen Sie in Ihrem Leben schon getroffen haben. Das kann motivieren und Entscheidungen erleichtern.

Wenn Sie sich für etwas entschieden haben (und gegen etwas anderes), dann sollten Sie sich dieser Entscheidung bewusst sein. Je bewusster Ihnen dies ist, desto zufriedener werden Sie sein. Sie werden das Gefühl haben, Ihr Leben im Griff zu haben und zu gestalten. Dies ist eine wichtige Voraussetzung für Gesundheit.

Lebensziele und Lebenssinn

Entscheidend ist, dass Sie Ihren individuellen Zielen im Leben folgen. Jeder Mensch empfindet andere Dinge im Leben als sinnvoll: Der eine möchte sein Wissen als Lehrer weitergeben, eine andere möchte Menschen helfen und wird Ärztin, ein Dritter liebt Tiere über alles und wird Tierpfleger. Doch Sinn kann sich auch in ganz anderen Bereichen zeigen: Vielleicht möchten Sie eine Familie gründen, die Welt bereisen, für andere Menschen da sein, sich persönlich weiterentwickeln, kreativ arbeiten, sich ehrenamtlich engagieren.

ZIELE MIT SINN: Wichtig ist, dass Sie für sich herausbekommen, welchen Sinn Sie Ihrem Leben geben wollen, und dann darauf aufbauend Ziele formulieren. Denn es gibt einen Unterschied zwischen konkreten Zielen, die Sie sich setzen, und dem eher groben, übergeordneten Lebensziel.

Nehmen Sie sich Zeit für folgende Fragen: Wer bin ich? Was sehe ich als meine Lebensaufgabe? Was verleiht meinem Leben Sinn? Zeit nehmen bedeutet an dieser Stelle, dass Sie ein paar Tage über die Fragen nachdenken. Schreiben Sie Ihre Gedanken zu den drei

Fragen in den nächsten Tagen auf. Wenn Sie Antworten auf die drei Fragen haben, dann überlegen Sie, ob Ihr jetziges Leben dazu passt. Falls nicht, stehen vielleicht grundlegende Veränderungen an.

Sie haben das Gefühl, irgendetwas stimmt grundsätzlich nicht in Ihrem Leben? Ihr Job macht Ihnen keinen Spaß mehr, sondern raubt Ihnen alle Kraft? Am Abend möchten Sie sich auf die Familie und die Kinder konzentrieren, doch das gelingt Ihnen kaum noch? Oder Sie merken, dass in Ihrer Beziehung etwas nicht stimmt. Sie funktionieren nur noch den Kindern zuliebe und haben sich schon lange auseinandergelebt?

All diese Themen sind grundlegender Natur und sollten gut reflektiert sein. Sie werden nicht von heute auf morgen Ihre Arbeit kündigen oder sich von Ihrem Partner trennen. Dies ist ein längerer Prozess. Aber bereits die ehrliche Selbsterkenntnis, dass Sie eine Veränderung brauchen, damit es Ihnen wieder gut geht, ist Selbstfürsorge. Und dann kann das Ergebnis vielleicht auch sein, Stunden zu reduzieren und sich ehrenamtlich zu engagieren oder eine Paartherapie zu beginnen.

Große Veränderungen umsetzen

Nun geht es darum, was Sie brauchen, um große Entscheidungen zu treffen und Veränderungen anzustoßen. Zum einen möchte eine so große Entscheidung wohl überlegt sein, zum anderen ist es bei entsprechendem Leidensdruck gut, den Prozess anzustoßen und ihn gegebenenfalls ein wenig zu beschleunigen. Wie schafft man das?

Schauen wir uns einmal das Beispiel Job an. Sie haben vielleicht hart dafür gearbeitet, so weit zu kommen, doch jetzt merken Sie, dass Sie kaum noch Zeit für Ihre Familie, für Freizeit und für sich selbst haben. Oder Sie stellen fest, dass Ihnen der Job nicht die erhoffte Erfüllung gibt. Oder das Team oder der Chef haben sich verändert, was sich auf das Arbeitsklima auswirkt, sodass Sie mit den neuen Gegebenheiten nicht gut zurechtkommen. Dann ist es Zeit, darüber nachzudenken, ob Sie irgendetwas an der Situation verändern können, getreu dem Motto „love it, change it or leave it".

Veränderungen anzustoßen ist nicht immer einfach, erfordert Mut und Durchsetzungsfähigkeit sowie Durchhaltevermögen. Das bekommen Sie sicherlich an einigen Stellen hin! Vielleicht sprechen Sie einfach mal mit Ihrem neuen Chef und legen offen, was Ihnen in

DAS TETRALEMMA

Wenn Ihr Verstand nicht mehr weiterweiß,
kann diese Übung helfen, zu spüren,
mit welcher Option Sie sich besser fühlen.

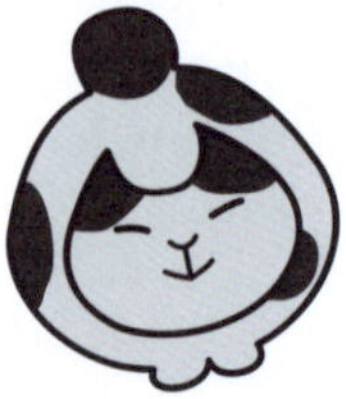

DIES NICHT UND AUCH DAS NICHT

BEIDES

DAS EINE

DAS ANDERE

KEINS VON BEIDEN

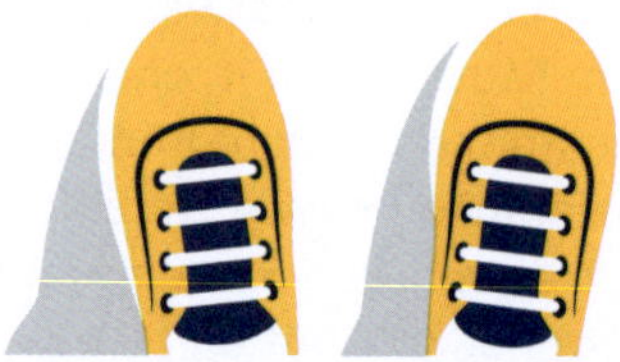

der Zusammenarbeit und auch in Ihrem Zuständigkeitsbereich wichtig ist. Manchmal finden sich zufriedenstellende Lösungen, wenn beide Seiten offen über ihre Erwartungen und auch Grenzen sprechen. Manchmal wirken die Lösungen auf den ersten Blick machbar, stellen sich dann aber im Nachhinein als nicht praktikabel und auch nicht neu verhandelbar heraus. Was dann? Nun, Sie könnten schon einmal Stellenanzeigen recherchieren. Jetzt nehmen wir an, Sie haben eine tolle neue Stelle gefunden, die aber in einer anderen Stadt ist. Was nun? Sie tun sich mit Ihrer Entscheidung schwer und überlegen lange hin und her. Wollen Sie wirklich kündigen und den Job, der vielversprechend ist, in einer anderen Stadt annehmen? Fertigen Sie eine Liste mit Argumenten dafür und dagegen an. Dies hilft, Dinge klarer zu sehen. Wenn beide Seiten ausgewogen sind, überlegen Sie sich, ob alle Punkte gleich gewichtet sind. Welche Aspekte sind Ihnen wichtiger als andere? Diskutieren Sie dies mit Freunden und Familie. All dies haben Sie bereits getan und kommen dennoch zu keiner Entscheidung?

Wie Ihnen das Tetralemma hilft

In einer solchen Situation kann es helfen, wenn Sie ein Tool für sich anwenden, um zu einer Entscheidung zu kommen: das Tetralemma. Das Tetralemma stammt aus der systemischen Beratung, entwickelt von Matthias Varga von Kibéd und Insa Sparrer, kommt ursprünglich aus Indien und wurde dort in der Rechtsprechung verwendet. Es dient der Entscheidungsfindung in Situationen, in denen man sich in einem Dilemma befindet.

Das Tetralemma können Sie bei jeder Art von Entscheidung anwenden, bei der Sie verstandesmäßig bereits alles hin und her überlegt haben, aber zu keiner Entscheidung gekommen sind. Es nutzt somatische Marker, die Ihnen den Weg zur richtigen Entscheidung weisen. Somatische Marker sind Signale, die Ihnen Ihr Körper sendet. Das berühmte Bauchgefühl, das bekanntlich oft ein guter Wegweiser ist, gehört hierher, wobei nicht nur der „Bauch" mitreden darf, sondern der ganze Körper.

So gehen Sie vor: Nehmen Sie sich fünf Moderationskarten oder A4-Blätter, die Sie auf folgende Art beschriften: Das Eine – Das Andere – Beides – Keins von beiden – Dies nicht und auch das nicht. Legen Sie die ersten vier Karten in einem Kreuz mit etwa 1,5 Meter

Abstand voneinander aus. Die letzte Karte „Dies nicht und auch das nicht" legen Sie außerhalb des Kreuzes, ungefähr einen Meter entfernt. Wie das aussehen kann, sehen Sie auf Seite 128.

Überlegen Sie, wofür die Karte „Das Eine" und die Karte „Das Andere" in Ihrer Situation stehen. Dies sind die beiden Möglichkeiten, die Sie immer wieder hin und her gewälzt haben. In dem eben genannten Beispiel wäre die Karte „Das Eine": im alten Job bleiben. Die Karte „Das Andere": der neue Job in der anderen Stadt. Stellen Sie sich nun mit beiden Füßen auf die Karte „Das Eine", lassen Sie Ihre Arme locker hängen, schließen Sie die Augen und spüren Sie in Ihren Körper. Wie fühlt es sich an? Öffnen Sie die Augen, gehen Sie außen herum und stellen Sie sich nun mit beiden Füßen auf die Karte „Das Andere". Lassen Sie wieder die Arme locker und schließen Sie die Augen. Wie fühlt sich das hier an? Was spüren Sie in Ihrem Körper? Öffnen Sie dann die Augen.

Nun stellen Sie sich auf die Karte „Beides". Ihr Verstand sagt Ihnen jetzt wahrscheinlich, dass beides nicht geht. Ignorieren Sie dies und stellen Sie sich wieder mit beiden Füßen auf die Karte, schließen Sie die Augen und spüren Sie in Ihren Körper. Wie fühlt sich das an? Welche Assoziationen haben Sie? Öffnen Sie dann die Augen und stellen Sie sich auf die Karte „Keins von beiden". Auch hier spüren Sie mit geschlossenen Augen in sich hinein. Zum Schluss stellen Sie sich auf die Karte „Dies nicht und auch das nicht", schließen die Augen und spüren, welche Empfindungen Sie dabei haben.

Häufig wird mit dieser Methode deutlich, welche der beiden Alternativen die richtige ist. Manchmal zeigt sich aber auch, dass beide sinnvoll sind. Im Beispiel könnte das bedeuten: Sie könnten beide Jobs annehmen, aber beide nur in Teilzeit, wobei Sie den einen Job im Homeoffice ausüben, sodass die Entfernung keine Rolle spielt. In einigen Fällen führt dieses Tool zu der Erkenntnis, dass beide Optionen nicht das Richtige sind. Das spüren Sie dann auf der Karte „Keins von beiden".

Sie wundern sich sicherlich über die Karte „Dies nicht und auch das nicht". Der naheliegende Einwand: Ist das nicht das Gleiche wie „Keins von beiden"? Das stimmt nur auf den ersten Blick. Auf den zweiten Blick handelt es sich dabei um eine Karte, die beide Optionen ausschließt und dabei gleichzeitig die Chance freigibt, etwas ganz anderes zu finden. Zurück zu unserem Beispiel. Eigentlich gefallen Ihnen beide Jobmöglichkeiten nicht wirklich. Denn von Herzen wünschen Sie sich schon lange, sich selbstständig zu machen. Bisher haben Sie sich aber noch nicht einmal getraut, sich selbst diesen Wunsch einzugestehen. Mithilfe der Karte „Dies nicht und auch das nicht“ taucht nun der Wunsch auf und wird immer stärker.

Es geht bei dieser Übung also darum, genau hinzuspüren. Finden Sie heraus, bei welcher Karte sich welches Gefühl zeigt und welches Gefühl für Sie am angenehmsten ist.

WAS DEM VERSTAND ENTGEHT: Das Tetralemma ist ein sehr hilfreiches Tool, um Entscheidungen, die Sie verstandesmäßig schon oft durchgespielt haben, auf eine andere Ebene, nämlich die Körperebene, zu holen. Auf dieser Ebene wird das Unterbewusstsein angesprochen. Dort findet sich häufig der Ansatz für eine Lösung, die unseren Verstand noch nicht erreicht hat.

Erst wenn sowohl Verstand als auch Körper im Einklang sind, wird Ihre Entscheidung tragfähig und umsetzbar sein. Dann werden Sie mit der getroffenen Entscheidung zufrieden sein.

Doch auch diese wertvolle Übung ändert nichts daran, dass solche Entscheidungen immer schwerfallen. Oft gehen sie mit dem einher, was man als „Lebenskrise“ bezeichnet. Wenn Sie feststellen, dass Sie die Situation belastet und keine für Sie passende Lösung in Sicht ist, kann es daher auch sinnvoll sein, sich professionelle Unterstützung zu holen.

JETZT BIN ICH DRAN!

Holen Sie sich Ihre Inspiration. In diesem Kapitel finden Sie Vorschläge, wie gelebte Selbstfürsorge aussehen kann – von kleinen, wertvollen Momenten bis hin zum großen, selbstfürsorglichen Urlaub und Tipps speziell für Eltern.

30 Minuten nur für mich

Von wegen keine Zeit!
Selbstfürsorge bedeutet auch, kurze, intensive Momente bewusst für sich zu nutzen.

Vielleicht ist es Ihnen mithilfe des vorherigen Kapitels gelungen, sich mehr Zeit für Selbstfürsorge zu schaffen. Es bleibt aber dabei: Zeit ist ein kostbares Gut. Es wird immer Tage geben, die fast komplett gefüllt sind mit Arbeit und anderen Verpflichtungen. Doch gerade an diesen Tagen ist es wichtig, dass Sie Ihre Selbstfürsorge nicht aus den Augen zu verlieren. Gönnen Sie sich bewusst Momente nur für sich, auch wenn Sie Ihnen noch so kurz vorkommen.

Vieles, was uns guttut, lässt sich fast nebenher durchführen – denken Sie nur ans achtsame Genießen einer Mahlzeit oder an die Option, mehr Bewegung in den Alltag zu bringen, indem Sie beispielsweise Wege zu Fuß zurücklegen. Darüber hinaus gibt es (fast) jeden Tag zumindest kurze Zeitfenster, über die Sie frei verfügen können. Nicht ohne Grund schreibt der Gesetzgeber bei einer Arbeitszeit von mehr als sechs Stunden eine mindestens 30-minütige Pause vor. An diesen 30 Minuten orientieren sich die Vorschläge in diesem Kapitel.

Die erste Regel dazu lautet: Lassen Sie sich nicht vom Alltagsstress dazu verleiten, die Pause ausfallen zu lassen oder mit privaten To-dos vollzustopfen. Machen Sie wirklich selbstfürsorglich Pause! Wer keine Pause im Rahmen eines klassischen Angestelltenverhältnisses hat, sollte sich dennoch (mindestens!) ein 30-minütiges Zeitfenster reservieren, am besten zu einer festen Zeit, um den Gewohnheitseffekt zu nutzen, nicht nur zu Mittag, sondern auch im Rahmen einer Abend- oder Morgenroutine.

Sie denken, 30 Minuten sind kurz? Das ist eine Frage des Blickwinkels und der Art, wie Sie diese Zeit nutzen. Unsere Wahrnehmung von Zeit hängt stark von der Art der Aktivität und der emotionalen Beteiligung ab. Langweilige oder monotone Tätigkeiten können die Zeit in die Länge ziehen – vielleicht haben Sie schon erlebt, wie unfassbar lang sich ein uninteressantes und als überflüssig empfundenes Meeting anfühlen kann. Bei einer interessanten, erfreulichen Aktivität machen wir hingegen die subjektive Erfahrung, dass die Zeit schnell verfliegt. Für Ihre selbstfürsorglichen 30 Minuten sollte gelten, dass sie zwar Freude machen und alles andere als langweilig sind, dass sie aber zugleich eine spürbare Wirkung entfalten sollten, die den Rest des Tages positiv beeinflusst.

Individuell, flexibel, effektiv

Im zweiten Kapitel wurde bereits ausführlich die Wichtigkeit von Pausen erklärt und wie es gelingen kann, diese regelmäßig in den Alltag zu integrieren. Das Beispiel für die 30-minütige Mittagspause lautet: 15 Minuten Essen – im Idealfall gesund, fünf Minuten (in der Natur) spazieren, fünf Minuten auf einer Bank sitzend ausruhen, fünf Minuten zurücklaufen. Sie sollten diese Pause nach Ihren individuellen Bedürfnissen ausgestalten und selbstverständlich auch variieren, denn Ihre Bedürfnisse sind nicht jeden Tag gleich.

MANCHMAL IST WENIGER MEHR: Falls die vorgeschlagene Variante für Sie zu viele verschiedene Aspekte enthält und sich eher nach Stress anfühlt, konzentrieren Sie sich auf lediglich zwei Tätigkeiten, zum Beispiel nur achtsam essen und dann ein kurzer Spaziergang an der frischen Luft.

Jeden Bestandteil dieser Mittagspause können Sie auch als Entspannungs- und Achtsamkeitsübung gestalten: Der Spaziergang kann eine Gehmeditation werden (Seite 21), auf der Bank können Sie Progressive Muskelentspannung (Seite 48) oder eine Atemübung (Seite 22) durchführen und wie Sie achtsam essen, wurde auf Seite 35 beschrieben. Beginnen Sie mit Fünf-Minuten-Intervallen, um Erfolgserlebnisse zu schaffen und Ihre Akkus aufzuladen. Die Zeitspanne kann mit jeder Übungsrunde ausgedehnt werden, bis Sie irgendwann nach mehreren Wochen bei einer längeren Übungsdauer ankommen sind und Ihnen die Umsetzung gut gelingt. Auch Rückschläge gehören dazu: Wenn Sie in der letzten Woche bereits 15 Minuten geschafft haben, kann es sein, dass es diese Woche nur fünf Minuten klappt. Das ist vollkommen in Ordnung. Setzen Sie sich nicht unter Druck, sondern gönnen Sie sich eine Pause von der Übung und nehmen Sie danach wieder Anlauf. Vielleicht sind Sie gesundheitlich angeschlagen, haben letzte Nacht schlecht geschlafen oder kommen gerade aus einem Gespräch, das Sie noch stark beschäftigt. All das können Gründe sein, vom Plan, die Pause für eine Übung zu nutzen, abzuweichen. Selbstmitgefühl und die Bereitschaft, solche Tage zu akzeptieren, sind entscheidend für einen positiven Umgang mit Rückschlägen.

Wenn es nicht die Gehmeditation sein soll, reicht auch nur Gehen, Walken, Radfahren oder Joggen – ohne meditatives Element. Führen Sie sich dazu wieder die vielen Vorteile vor Augen, die schon 30 Minuten Bewegung am Tag bringen können: Sie schaffen so bereits 30 der 150 von der WHO empfohlenen Bewegungsminuten pro Woche.

Denken Sie wieder daran, dass auch Schwimmen oder andere Sportarten, ein Work-out (nicht zwingend im Fitnessstudio, auch vor dem Fernseher oder im Büro), Treppensteigen und Haushaltstätigkeiten als Bewegung zählen, auch wenn diese nicht (immer) an der frischen Luft oder in der Natur ausgeübt werden. Sie können natürlich auch drei Zehn-Minuten-Blöcke mit unterschiedlichen Bewegungselementen durchführen. Wenn Sie sich mit jemandem treffen, um gemeinsam Sport zu treiben, gibt es auch gleich noch Punkte für die soziale Interaktion.

Yoga: Perfekt für Self Care

Yoga liegt im Trend – und ist sehr beliebt, wenn es um bewusste Selbstfürsorge geht. Und das durchaus zu Recht. Nicht zuletzt hat Yoga den großen Vorteil, dass sich die Übungen, einmal erlernt, auch gut allein zu Hause oder an anderen Orten durchführen und dadurch gut in den Alltag integrieren lassen.

Yoga hat seinen Ursprung in Indien und verbindet Körper, Geist und Seele miteinander. Es kombiniert körperliche Übungen zur Dehnung und Stärkung, Körperhaltungen (Asanas), Atemübungen und Atemkontrolle (Pranayama), Meditation, Achtsamkeit und Entspannung (unter anderem Shavasana) sowie ethische Prinzipien und Lebensphilosophien (Yamas und Niyamas), um das allgemeine Wohlbefinden zu fördern. Der Begriff „Yoga" kommt aus dem Sanskrit, heißt so viel wie „Einheit" oder „Vereinigung" und wird in unter-

YOGA FÜR EINSTEIGER

Am besten lernt man Yoga unter der Anleitung von Profis. Probieren Sie unsere Einsteiger-Positionen einmal aus.

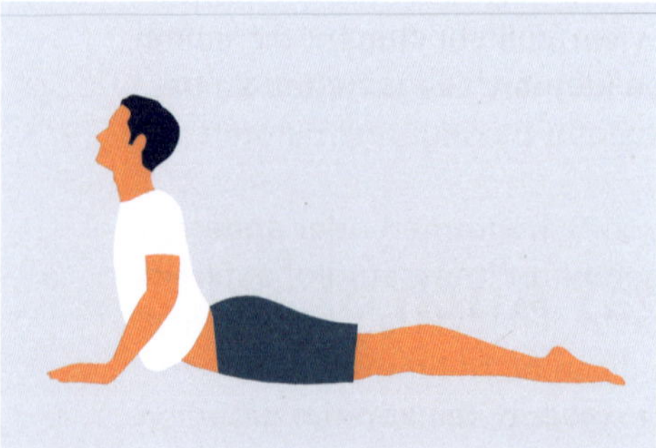

Die Kobra: In der Bauchlage die Hände ungefähr auf Schulterhöhe nah neben dem Körper auf den Boden stützen. Den Oberkörper anheben, dabei nicht mit den Händen abdrücken, sondern die Kraft aus dem Oberkörper holen. Langsam und gleichmäßig atmen.

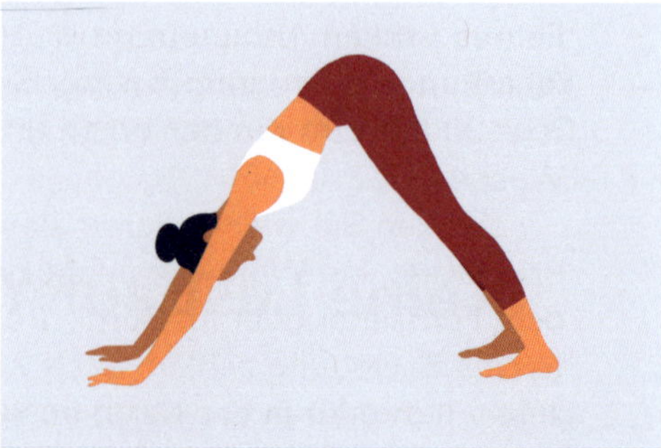

Der herabschauende Hund: Im Vierfüßlerstand die Hände unterhalb der Schultern und die Knie möglichst unterhalb der Hüfte positionieren. Von dort nach oben drücken, um in die Position zu kommen. Einige tiefe Atemzüge die Position halten.

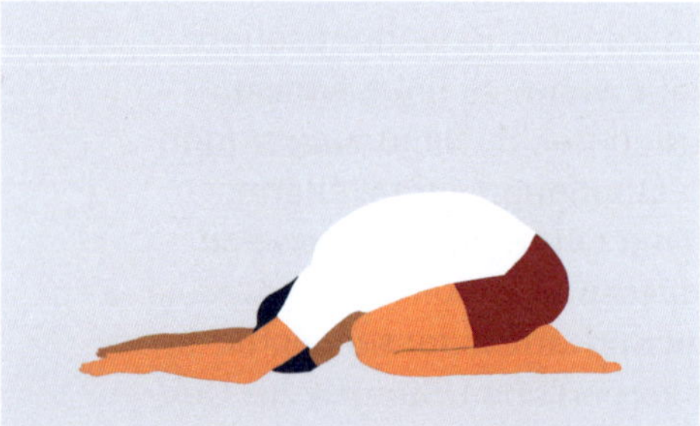

Die Kindhaltung: Den Po langsam auf den Fersen absetzen und den Oberkörper lang nach vorne legen, den Kopf auf dem Boden ablegen und die Arme weit nach vorne strecken. Dabei langsam ein- und ausatmen.

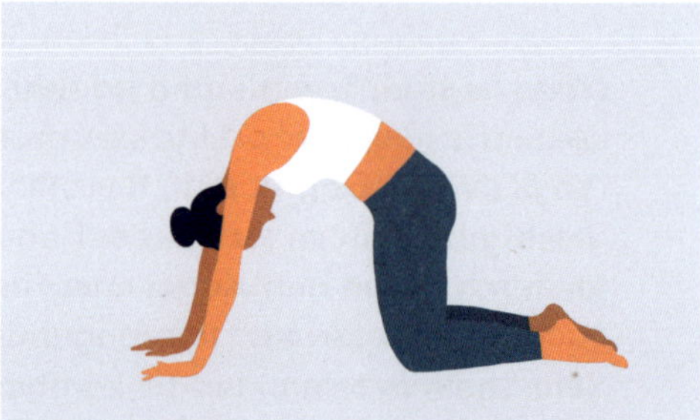

Die Katze: Die Hände unter den Schultern und die Knie unter der Hüfte positionieren. Beim Ausatmen Rücken in den Katzenbuckel bringen, dabei das Kinn Richtung Brust schieben. Beim Einatmen den Rücken entspannen und in eine Hängebrücke bringen.

schiedlichen Stilen umgesetzt. Die klassische Form ist das Hatha-Yoga. Yoga kann von Menschen jeden Alters und Fitnesslevels praktiziert werden, und beschränkt sich nicht auf bestimmte religiöse Überzeugungen.

Ein 30-Minuten-Yoga-Programm fördert Stressabbau, Flexibilität und Beweglichkeit, Kraftaufbau, Haltungsverbesserung, Schlafqualität, Gleichgewicht, Konzentration, Atmung und Atemkontrolle, Durchblutung und das Körperbewusstsein und ist damit ein großer Gewinn für Ihre Selbstfürsorge. Wie wäre es mit einem Schnupperkurs in einem Fitness- oder Yogastudio? Da Yoga so beliebt ist, ist die Auswahl an Anbietern groß. Auch viele Volkshochschulen haben Yoga-Kurse im Programm. Oder Sie schauen sich zunächst mal ein Onlinevideo zum Kennenlernen an.

Keine Lust auf Yoga? Auch okay!

Dass wir hier Yoga vorschlagen, soll Sie jedoch keineswegs unter Druck setzen. Sie müssen sich damit nicht auseinandersetzen. Alles, was in diesem Buch vorgeschlagen wird, ist als Anregung zu verstehen, denn Ihre Selbstfürsorge ist von Ihren individuellen Vorlieben abhängig. Vielleicht haben Sie Yoga sogar schon ausprobiert und festgestellt, dass das gar nicht Ihr Ding ist. Das ist völlig in Ordnung. Vertrauen Sie hier Ihrer eigenen Wahrnehmung, zwingen Sie sich zu nichts (das gilt natürlich ebenso für andere vorgeschlagene Übungen oder Aktivitäten).

Ist es Ihnen lieber, aus Ihren 30 Minuten das Bewegungsorientierte zu streichen, dann meditieren Sie, machen Sie nur Achtsamkeitsübungen oder praktizieren Sie ein anderes Entspannungsverfahren als Yoga. Es gibt eine Vielzahl an Methoden, die dazu beitragen, Stress abzubauen, zu innerer Ruhe zu finden und neue Energie zu tanken. Und es geht sogar noch einfacher: Wie schon erwähnt, kann auch 30 Minuten nichts tun und die Seele baumeln lassen, echte Selbstfürsorge sein.

Pausen sollten Sie sich allerdings in jedem Fall gönnen. Sie können Ihre 30 Minuten auch mit anderen schönen Dingen füllen, von denen Ihr Wohlbefinden profitiert. Dazu gehören kreative Auszeiten, die für das Schreiben eines Tagebuchs, Malen oder Basteln genutzt werden. Kreative Aktivitäten ermöglichen es, Gedanken und Gefühle auszudrücken, und stellen einen positiven Ausgleich zum oft strukturierten und eng getakteten Alltag dar. Das gilt auch fürs Lesen. Wie wäre es zum Beispiel mit einem inspirierenden Sachbuch, einer fesselnden Geschichte oder einem Gedichtband? Worauf haben Sie am meisten Lust?

Oder Sie lernen ein Instrument und musizieren künftig 30 Minuten voller Lust. Es ist aber auch vollkommen in Ordnung, „nur" der Musik von anderen zu lauschen, vielleicht auf einer Playlist mit den Lieblingssongs. Dazu könnte laut mitgesungen oder getanzt werden und schon wird die Musik ihre Kraft entfalten, die die Stimmung steigert und positive Emotionen fördert.

30 Minuten soziale Interaktion im Sinne positiver Beziehungen nützt nicht nur Ihnen, sondern auch den anderen. Gemeinsam mit Freunden oder Ihrer Familie können Sie kochen, spazieren gehen oder einfach nur ein gutes Gespräch führen. Natürlich können Sie sich auch telefonisch oder per Videokonferenz austauschen. Auch das kann wichtig sein und ein gutes Gefühl vermitteln, gerade dann, wenn die Person, mit der Sie sprechen, weit weg wohnt oder Sie aus anderen Gründen keine Möglichkeit haben, sich „live" zu treffen. Doch vergessen Sie nicht, dass wir Menschen soziale Wesen sind, die auch die Interaktion in der realen Welt benötigen.

(!) NICHT VORM BILDSCHIRM: Wenn Sie nicht gerade Yoga-Videos schauen oder ein Videotelefonat führen möchten, sollten Sie Ihre 30 Minuten bewusst als Zeit ohne Bildschirm planen. Mit der Reduktion von digitalen Ablenkungen gelingt es deutlich besser, sich nur auf sich zu konzentrieren und die Auszeit für sich gut zu nutzen. Dies kann helfen, den Geist zu beruhigen und den Fokus auf das Hier und Jetzt zu lenken.

Die vorgeschlagenen Aktivitäten können ganz flexibel individuell angepasst und kombiniert werden, um den persönlichen Bedürfnissen gerecht zu werden. Keinesfalls ist es das Ziel, alle gleichzeitig oder so viele wie möglich „unterzubringen". Es reicht ein 30-Minuten-Zeitfenster im Arbeitstag oder am Nachmittag. Wenn Sie nur zehn Minuten haben, auch gut, jedes noch so kleine Zeitfenster kann selbstfürsorglich genutzt werden. Vorschläge für ganz kurze Zeitfenster finden Sie auf Seite 142.

Sie können verschiedene Aktivitäten kombinieren oder neue Dinge ausprobieren, um herauszufinden, was am besten zu Ihrer persönlichen Selbstfürsorge passt. Das muss auch nicht immer zur gleichen Zeit sein. Stellen Sie sich am besten anfangs einen Wecker für das geplante Zeitfenster, doch wenn Sie merken, dass es gerade ungünstig ist, stellen Sie den Wecker auf einen späteren Zeitpunkt, um Ihre Selbstfürsorge-Aktivität nicht ausfallen zu lassen. Probieren Sie aus, wie es bei Ihnen am besten in den Ablauf des Tages passt.

Welche der in diesem Unterkapitel gegebenen Anregungen gefällt Ihnen am besten? Womit wollen Sie in der nächsten Woche starten? Schreiben Sie das kurz auf. Probieren Sie es dann eine Woche lang aus und notieren Sie sich daneben, welche positiven Auswirkungen die kurze Zeit des bewussten Innehaltens auf Ihr Wohlbefinden und Ihre Lebensqualität hatte.

Kraftvoll in den Tag starten

Tagsüber können Sie flexibel auswählen, welche Aktivitäten die richtigen für Ihre 30-Minuten-Pause sind. Am Morgen und am Abend kann es hingegen sinnvoll sein, eine feste Routine zu entwickeln, die Sie immer in gleicher Weise wiederholen. Routinen am Morgen und am Abend sind wichtig, weil sie einen strukturierten Rahmen für den Tag bieten und sich positiv auf die physische und mentale Gesundheit auswirken können. Sie schaffen einen bewussten Übergang zwischen Schlaf und Wachheit und umgekehrt.

Nutzen Sie in Ihrer Morgenroutine gesundheitsfördernde Gewohnheiten wie das Trinken von Wasser, Sport und gesunde Ernährung für die Förderung der physischen Gesundheit. Das Wasserglas sollte, wie bereits erwähnt, gleich neben dem Bett oder dem Waschbecken stehen, damit Sie Ihren Wasserspeicher am Morgen gut auffüllen können. Sportlich reichen sanfte Yoga- oder Dehnübungen aus, um die Muskeln zu aktivieren, die Energie zu steigern und Verspannungen vom Schlaf zu lösen. Bei der Ernährung sollten Sie darauf achten, dass das Frühstück gesund und energiebringend ist. Dass Sie es achtsam und ohne (digitale) Ablenkungen einnehmen, sollte an dieser Stelle schon verinnerlicht sein. Rufen Sie also keine E-Mails ab und scrollen Sie nicht durch Nachrichten oder soziale Medien, sondern konzentrieren Sie sich auf sich selbst oder Ihr Gegenüber. Achtsamkeit können Sie auch wunderbar unter der Dusche, beim Zähneputzen und beim Eincremen anwenden.

Für die mentale Gesundheit können Sie meditieren oder Entspannungsübungen für innere Ruhe und Klarheit nutzen. Positive

Affirmationen und die Betonung von Aspekten Ihres Lebens, für die Sie dankbar sind, haben einen positiven Einfluss auf den Start in den Tag. Visualisierungen helfen zusätzlich, Gedanken auf Ihre Ziele und auf selbstfürsorgliche Einstellungen auszurichten. Der Morgen bietet in diesem Zusammenhang auch Raum für Selbstreflexion, zum Beispiel in Form eines Tagebucheintrags, der helfen kann, Gedanken zu reflektieren, Ziele zu setzen und den Tag zu planen.

Falls Sie dafür am Morgen ausreichend Zeit haben, können Sie durch einen kurzen Spaziergang Ihre Energie steigern und Ihre Stimmung verbessern. Bei dem Spaziergang kann es sich auch um den Arbeitsweg oder den Weg zur Schule oder Kita handeln. Tageslicht hat dabei den positiven Effekt, dass es die Vitamin-D-Produktion anregt, was unter anderem für das Immunsystem wichtig ist. Zudem fördert Tageslicht die Ausschüttung von Serotonin und Cortisol, die Ihre Stimmung, den Schlaf-wach-Rhythmus, den Appetit, den Wachzustand und die Aufmerksamkeit regulieren. Ebenso wird die Freisetzung von Endorphinen, unseren Glückshormonen, stimuliert. Endorphine sind als natürliche Schmerzmittel und Stimmungsverbesserer bekannt.

Gelingt es Ihnen, eine Morgenroutine zu entwickeln, die gut zu Ihnen passt, kann Stress reduziert werden, da der Tag organisiert beginnt. Sie sorgen so dafür, dass Sie einen bewussten und kraftvollen Start in den Tag erleben.

Abends gut zur Ruhe kommen

Im zweiten Kapitel haben Sie bereits erfahren, wie Sie sich auf den Schlaf vorbereiten können, um gut zur Ruhe zu kommen. Wichtig ist dabei eine gewisse „Pufferzeit" zur Schlafeinstimmung, Ihre Abendroutine. Diese Pufferzeit zur Schlafeinstimmung kann genau 30 Minuten lang sein und das Pendant zur 30-minütigen Morgenroutine darstellen. Empfehlenswert ist hierbei, dass Sie die Reihenfolge der Tätigkeiten vom Morgen umkehren, denn morgens ist es das Ziel, vom Schlaf ins Wachsein zu kommen, am Abend umgekehrt. Starten Sie beispielsweise am Morgen mit dem Programm „Entspannungsübung – Tagebuch schreiben – Tee trinken – Spaziergang", fahren Sie am Abend am besten herunter, indem Sie erst spazieren gehen, danach Tee trinken, dann einen Tagebucheintrag verfassen und zum Schluss entspannen.

NOCH MEHR UMKEHRPROGRAMM: Vieles, was morgens munter macht, kann abends umgekehrt funktionieren: Duschen Sie morgens, dann eher kalt; duschen Sie lieber abends, wäre eine warme Dusche – oder an manchen Tagen sogar ein warmes Bad – perfekt. Hören Sie am Morgen laute und schnelle Musik, sollten es am Abend ruhige, gedämpfte Klänge oder Naturgeräusche sein.

Einige Aktivitäten eignen sich in gleicher Weise für den Morgen und den Abend. Dazu zählen etwa sanfte Yoga-, Achtsamkeits- und Atemübungen, Spaziergänge, einfache Selbstmassagen mittels Eincremen, positive Affirmationen und Tagebuchschreiben. Ein Tagebucheintrag vor dem Schlafengehen kann helfen, die Gedanken zu sortieren, um das Gedankenkreisen im Bett zu verhindern. Auch am Abend, ganz besonders kurz vor dem Schlafengehen, sollten Sie möglichst keine digitalen Medien nutzen. Anders als am Morgen, haben Sie am Abend mehr Zeit, ein Buch zu lesen. Probieren Sie aus, wie viel Spannung Sie dabei vertragen. Wenn Ihr Krimi Sie entspannt, spricht nichts dagegen. Alles, was Sie entspannt, ist erlaubt.

Mein perfekter Feierabend

Die Freizeit am Abend ist Ihre persönliche Zeit. Nutzen Sie sie, um den Stress hinter sich zu lassen und Energie zu tanken.

Lassen Sie den Tag so ausklingen, dass Sie gut zur Ruhe kommen und schlafen können – das ist die Quintessenz der eben beschriebenen Abendroutine. Doch wenn wir darüber nachdenken, was wir „am Abend" machen, meinen wir in der Regel mehr als das 30-Minuten-Zeitfenster vorm Einschlafen. Der Feierabend ist die abendliche freie Zeit, die uns an Werktagen zur Verfügung steht. Wir können sie

ENTSPANNUNG FÜR ZWISCHENDURCH

Selbstfürsorge in Sekunden?
Manchmal klappt das tatsächlich!
Folgendes geht (fast) immer im Alltag.

- ○ Lächeln (zur Unterstützung ggf. Stift quer zwischen die Zähne nehmen)
- ○ Augenentspannung, Blick vom Bildschirm lösen (abwechselnd einen Punkt in der Nähe und der Ferne fokussieren), Augen schließen
- ○ An etwas Schönes denken (Urlaubserinnerung, Positives vom Tag)
- ○ Persönlichen „Ort der Ruhe" (Bett, Badewanne, Garten …) visualisieren
- ○ Duftkerze anzünden (Entspannung: Lavendel, Kamille oder Eukalyptus; Stimmungsaufhellung: Zitrusfrüchte, Rose oder Vanille)
- ○ Stopp-Karte aufhängen (als Zeichen für noch mal Durchatmen, Neinsagen, Pause)
- ○ Konzentration auf Sinneswahrnehmungen einzeln oder nacheinander (Sehen, Hören, Fühlen, Riechen, Schmecken mit Methode 5–4–3–2–1: fünf Dinge, die Sie sehen, vier, die Sie hören, drei, die Sie fühlen, usw.)
- ○ Achtsamkeit bei Alltagstätigkeiten (beim Gehen, Stehen, Essen, Trinken, Lesen, Duschen)
- ○ Anti-Stress-Ball kneten
- ○ Aktivierung (sich recken und strecken, dehnen, Körper ausschütteln, Körper wachklopfen, Treppensteigen, Spaziergang)
- ○ Kräftig gähnen, seufzen
- ○ Fenster öffnen und tief durchatmen
- ○ Singen, summen
- ○ Entspannungsmusik hören
- ○ Langsam bis zehn zählen
- ○ Ärger/Gedanken aufschreiben, Blatt zerknüllen und in den Papierkorb werfen
- ○ Teepause, Wasser trinken
- ○ Powernap (zum Beispiel mit Schlüsselbund in der Hand: wenn der Schlüsselbund durch Loslassen klimpert, ist das ein Zeichen für weitermachen)
- ○ Zwei Minuten nichts tun und dabei möglichst an nichts denken

nutzen für verschiedene Freizeitaktivitäten, doch meist gibt es außerdem einige Verpflichtungen, die in diesem Zeitraum erledigt werden müssen.

Wann genau der Feierabend beginnt, ist individuell, ebenso die Antwort auf die Frage, wie „frei" diese Zeit für den Einzelnen tatsächlich ist. So sieht ein Feierabend für Singles sicher anders aus als für Eltern mit kleinen Kindern. Doch ganz unabhängig davon, wie das im Moment bei Ihnen ist, sollten Sie sich zunächst einmal folgende Frage stellen: Wie sähe Ihr perfekter Feierabend aus, wenn Sie ihn ganz nach Ihren Wünschen gestalten könnten?

Blättern Sie noch einmal in den Anhang: Welches Bild stellt Ihren perfekten Feierabend dar? Welche Bedeutung hat dieses Bild für Ihren Feierabend? Es kann sein, dass es Ihnen schwerfällt, sich für ein Bild zu entscheiden. Würden Sie gern gleich mehrere Bilder auswählen? Das kann bedeuten, dass Sie am liebsten ausreichend Zeit für verschiedene Unternehmungen am Abend hätten, wie etwa Spaziergänge, Ausflüge mit den Kindern, Zweisamkeit mit Ihrem Partner, Treffen mit Freunden, Familienbesuche, Hobbys, Sport oder ehrenamtliches Engagement. Zusätzlich wünschen Sie sich vielleicht noch Platz zum Ausruhen, Nachrichtenlesen, Telefonieren, Kochen, Essen, Baden, Sex, Lesen, Fernsehen und zum Kuscheln mit der Katze… Ja, die Liste kann sehr lang werden.

Wünsche wahr werden lassen

Könnten Sie nach Ihrem idealen, erfüllten Feierabend gut schlafen? Geht es Ihnen mit dieser Vorstellung gut? Sind Sie zufrieden und fühlen Sie sich wohl? Wenn das Ihr Wunsch ist und Ihnen die positiven Auswirkungen klar sind, was hält Sie dann davon ab?

Die naheliegende Antwort: Zeitmangel. Tatsächlich dürfte es in der Praxis für die wenigsten Menschen möglich sein, sich all diese Wünsche an einem einzigen Abend zu erfüllen. Doch, anders als bei der Abendroutine vorm Einschlafen, ist es auch gar nicht nötig, dass jeder Abend gleich abläuft. Die verschiedenen Aktivitäten können Sie also durchaus auf verschiedene Abende verteilen. Aber auch mit diesem Wissen im Hinterkopf dürfte es oft schwerfallen, alle Abende der Woche erfüllend und nach eigenen Wünschen zu gestalten. Das liegt an verschiedenen Hindernissen. An erster Stelle steht der eben erwähnte Zeitmangel, der sich oft noch verschärft, wenn man aufgrund einer Vielzahl an beruflichen und persönlichen Verpflichtungen nicht „pünktlich" beziehungsweise wie geplant Feierabend machen kann. Das können auf beruflicher Seite Überstunden, Dienstreisen oder unvorhergesehene Aufgaben sein. Auf persönlicher Seite stehen familiäre Verpflichtungen wie das Freizeitprogramm der Kinder, soziale Verpflichtungen, pflegerische Tätigkeiten, aber auch Haushaltspflichten wie Putzen, Kochen und Einkaufen. Viele dieser Aufgaben sind notwendig, doch wird der Feierabend neben all den Verpflichtungen noch mit eigentlich positiven Aktivitäten vollgeladen, erfordert es eine enorme Kraftanstrengung, alles unter einen Hut zu bekommen. Langfristig droht Überlastung. Sich nur den Verpflichtungen widmen, kann aber auch nicht die Lösung sein. Verbesserungen sind meist möglich, wenn man sich bewusst mit dieser Herausforderung auseinandersetzt. Fällt Ihnen dazu vielleicht sogar spontan etwas ein? Vieles, was Sie bisher gelesen haben, lässt sich auf die Abendgestaltung übertragen.

1 **SETZEN SIE PRIORITÄTEN:** Identifizieren Sie zwei bis drei Kernaktivitäten, die Ihnen persönlich am wichtigsten sind, wie beispielsweise ein kurzer Spaziergang an der frischen Luft oder das Lesen eines Buches. Ordnen Sie diese Aktivitäten in die Eisenhower-Kategorie A ein, um sicherzustellen, dass sie regelmäßig in Ihren Feierabend integriert werden.

2 **FORMULIEREN SIE REALISTISCHE ERWARTUNGEN:** Akzeptieren Sie, dass nicht jeden Tag alle geplanten Aktivitäten umsetzbar sind. Legen Sie realistische Erwartungen fest und planen Sie Ihre Abende so, dass Sie offen bleiben für spontane Anpassungen, um Stress zu vermeiden.

3 **SUCHEN SIE SICH UNTERSTÜTZUNG:** Verteilen Sie Aufgaben im Haushalt, indem Sie Familienmitglieder, Mitbewohner oder externe Unterstützung einbeziehen. Es kann auch hilfreich sein, digitale Tools und Apps zu verwenden, um Aufgaben effizient zu organisieren und Zeit zu sparen.

4 **OPTIMIEREN SIE DEN ZEITPLAN:** Strukturieren Sie Ihren Zeitplan, indem Sie feste Zeitblöcke für verschiedene Aktivitäten reservieren. Berücksichtigen Sie sowohl berufliche Verpflichtungen als auch persönliche Interessen und gestalten Sie den Zeitplan flexibel, um ihn an verschiedene Tage anzupassen.

5 ETABLIEREN SIE GEWOHNHEITEN: Schaffen Sie feste Routinen, wie beispielsweise jeden Tag zur gleichen Zeit einen kurzen Moment der Meditation oder eine Tasse Tee nach der Arbeit. Gewohnheiten bieten Struktur und helfen dabei, positive Aktivitäten regelmäßig einzubauen.

Auf dieser Grundlage kann es gelingen, positive Veränderungen vorzunehmen und dem idealen Feierabend nach und nach nahezukommen. Anfangen könnten Sie zum Beispiel wieder mit einem 30-Minuten-Zeitfenster, das eine klare Abgrenzung zum Arbeitstag darstellt. Sie können sich hierzu an den Ideen im vorherigen Kapitel bedienen.

Die Einstimmung auf den Feierabend kann durch kleine Hinweisreize begünstigt werden. So können Sie nach dem Nachhausekommen die Arbeitskleidung ablegen und in bequeme Sachen schlüpfen oder im Winter Kerzen anzünden, die eine Zeit der Entspannung einläuten. Das Ablegen der Arbeitskleidung und das Anzünden von Kerzen sind konkrete Handlungen, die als sogenannte „Cues" (Hinweisreize) dienen. Durch die regelmäßige Wiederholung dieser Handlungen entsteht eine Verknüpfung im Gehirn zwischen diesen Aktionen und dem Gefühl von Entspannung und Freizeit. Das entspricht dem Grundprinzip der klassischen Konditionierung: Das bewusste Schaffen einer Verknüpfung stellt eine positive Assoziation zwischen den Aktionen und dem gewünschten emotionalen Zustand her. Dieses gute Gefühl kann die Wahrscheinlichkeit erhöhen, dass diese Handlungen regelmäßig durchgeführt werden. Ist die Verknüpfung von Handlung und emotionalem Zustand stark ausgeprägt, führen die Handlungen ganz automatisch zur Entspannung.

NICHT SOFORT AUSSTEIGEN! Um nach der Arbeit abzuschalten und im Privatleben anzukommen, bietet sich an, zum Beispiel noch fünf Minuten im Auto sitzen zu bleiben. Lassen Sie dabei den Arbeitstag Revue passieren, denken Sie etwas Arbeitsbezogenes noch zu Ende oder entspannen Sie einfach, um dann voll und ganz für Ihre Familie da zu sein.

Setzen Sie bewusst Hinweisreize im Alltag, um den Übergang zwischen verschiedenen Lebensbereichen zu erleichtern und positive Gewohnheiten zu fördern. Gepaart mit der halben Stunde zum Ankommen oder auch Runterkommen können Sie sich danach besser den wartenden Verpflichtungen stellen.

Wollen Sie lieber was erleben?

Es kann aber auch sein, dass Ihnen gar nicht nach Entspannen ist, sondern eher nach Aktivität. Das kann an den vielfältigen Bedürfnissen und Anforderungen liegen, die mit verschiedenen Arbeitstagen und Umgebungen verbunden sind. Nach einem Tag außerhalb der Wohnung, ob im Büro, auf einer Station im Krankenhaus, auf der Baustelle und umgeben von vielen Personen, sehnt sich der Mensch oft nach dem Komfort und der Vertrautheit seines Zuhauses. Die Couch bietet eine Möglichkeit, sich von den äußeren Reizen und Anstrengungen zu erholen. Bei körperlicher Erschöpfung durch aktive Arbeit oder Dienstreisen bietet Entspannung zu Hause eine gute Möglichkeit, sich zu regenerieren.

Nach einem Homeoffice-Tag hingegen kann der Wunsch nach Aktivität und Sport oder ganz allgemein der Wunsch nach einer Veränderung der Umgebung im Vordergrund stehen. Wer lange vorm Bildschirm oder am Telefon saß, verspürt verständlicherweise das Bedürfnis, die räumliche Enge zu verlassen. Das Verlassen des Wohnraumes ist zugleich ein gutes Mittel zur Abgrenzung, das das Ende des Arbeitstages und den Beginn der Freizeit signalisiert.

Hier wird wieder deutlich, dass es kein Patentrezept geben kann, das für alle passt. Und auch bei einer einzelnen Person kann sich das, was wirklich guttut, von Tag zu Tag ändern. Fragen Sie sich daher zum Feierabendbeginn immer auch: Was brauche ich heute? Welches Bedürfnis ist gerade am stärksten? Seien Sie bereit, die Gestaltung Ihrer Freizeit entsprechend Ihren körperlichen, mentalen und sozialen Bedürfnissen anzupassen.

Geht es danach an die Verpflichtungen, kann es hilfreich sein, Angenehmes mit Unangenehmem zu verbinden. Zum Beispiel kann das Hören der Lieblingsmusik oder eines Podcasts beim Putzen, Aufräumen und Kochen eine effektive Strategie sein, um diese unliebsamen Tätigkeiten angenehmer zu gestalten. Eine ähnliche Strategie nutzen Sie auch dann, wenn Sie sich mit Freunden zum Sport verabreden, weil es Ihnen sonst schwerfallen würde, sich aufzuraffen. Vielleicht freuen Sie sich außerdem auf das positive Gefühl nach dem Sport, das wie eine Belohnung wirken kann. Belohnungen helfen auch an anderer Stelle als Motivation. Planen Sie daher im Voraus, wie Sie sich nach einer Aufgabe belohnen werden. Müssen Sie beispielsweise nach Feierabend noch arbeiten oder lernen, dann schaffen Sie sich bereits währenddessen eine gemütliche, ruhige Atmosphäre, vielleicht mit einem leckeren Heißgetränk. Diese kleinen

Annehmlichkeiten können dazu beitragen, das Stresslevel zu senken und sich wohler zu fühlen. Eine positive Stimmung wirkt sich übrigens auch förderlich auf Ihre Gedächtnisleistung aus, sie hilft Ihnen also beim Lernen.

Wenn der Großteil des Tages bereits aus vielen Verpflichtungen besteht, darf am Feierabend die Entspannung im Fokus stehen (und umgekehrt, denn manchmal ist es auch die Herausforderung, sich 30 Minuten für Pflichten aufzuraffen). Wichtig ist in jedem Fall, den Tag mit positiven Aktivitäten ausklingen zu lassen, auch wenn diese nur kurz sind. Beginnen Sie den Tag positiv und schließen Sie ihn auch positiv ab, führt das zu einem Gefühl der Zufriedenheit. Der positive Abschluss trägt dazu bei, negative Emotionen aus den vorherigen Tätigkeiten zu regulieren und zu mildern. Der enthaltene Belohnungsaspekt kann als Anreiz dienen, die morgigen Aufgaben ebenfalls erfolgreich zu bewältigen und bereits mit einem guten Gefühl aufzuwachen.

Me-Time oder Freizeitstress?

Historisch gesehen wurde der Begriff „Freizeit" meistens im positiven Sinne verwendet, um die Zeit außerhalb von beruflichen oder familiären Verpflichtungen zu beschreiben, in der Menschen ihre eigenen Interessen und angenehme Aktivitäten verfolgen können. Jedoch hat sich die Art und Weise, wie Menschen Freizeit erleben, in der heutigen Zeit verändert. Heute kann auch die Gestaltung der Freizeit als Stress empfunden werden. Dies liegt an der generellen Beschleunigung des Alltags, der Vielzahl von Stressoren und daran, dass die Erwartungen an unsere Freizeit immer höher werden: Auch die „freie" Zeit soll demnach anspruchsvoll und abwechslungsreich gestaltet werden. Man möchte schließlich nichts verpassen, viel erleben, etwas zu erzählen haben.

Als Gegenstück zum negativ besetzten „Freizeitstress" kann das Wort „Me-Time" angesehen werden. Dieser moderne Begriff bezieht sich auf die Zeit, die eine Person bewusst für sich reserviert, um sich zu entspannen, aufzutanken und persönlichen Bedürfnissen nachzugehen. Me-Time ist Zeit für sich, die meist bewusst allein verbracht wird. Die individuelle Selbstfürsorge steht im Vordergrund. Es geht darum, der Hektik des Alltags zu entkommen und eine tiefere Verbindung zu sich selbst herzustellen.

Das Einfordern von mehr Me-Time kann als Reaktion auf die steigenden Anforderungen und den Stress in der modernen Freizeitgestaltung verstanden werden. Egal, ob Sie das Wort nun mögen oder lieber einfach von „Zeit für sich" sprechen: Geben Sie bewusst auch dieser Form der Freizeitgestaltung Raum, indem Sie den Kalender nicht zu vollpacken mit Treffen, Kursen und anderen Terminen. Das ist der beste Schutz gegen Freizeitstress.

Der gemeinsame Feierabend

Wie können Sie mehrere Me-Time-Inseln für sich realisieren? Sie haben schon erfahren, dass Sie dazu feste Zeitfenster in den Kalender eintragen sollten. Was ist aber, wenn Sie noch Rücksicht auf andere nehmen müssen oder möchten, wie Ihren Partner und die Kinder? Dann ist es zunächst einmal wichtig, sich mit diesen Menschen zusammenzusetzen, um gemeinsam herauszufinden, wann ein guter Zeitpunkt für Ihre eigene Selbstfürsorge ist.

Es ist natürlich ungünstig, wenn die Kinder betreut werden müssen oder noch andere dringende Verpflichtungen anstehen. Besser sind die Zeiten, wenn die Kinder beim Sport sind, bei Freunden, bei den Großeltern oder schon im Bett. Für den Fall, dass die Kinder noch sehr klein sind, finden Sie weitere Tipps ab Seite 157.

ROTATIONSPRINZIP: Damit jeder Partner ausreichend Zeit für sich bekommt, hilft es, sich nach einem festen Schema abzuwechseln. So bekommt jeder bestimmte Tage oder Zeiten, um sich auf seine Selbstfürsorge zu konzentrieren. Zum Beispiel könnte immer abwechselnd eine Person aufräumen, die Kinder ins Bett bringen oder sie aus Kita oder Schule abholen, während die andere Person Zeit für sich hat.

Es kann sein, dass nur ein Partner diese Zeit für sich als wichtig erachtet. In diesem Fall ist aber unerlässlich, dass beide Partner die Wichtigkeit dieser individuellen Selbstfürsorge-Zeit verstehen und respektieren. Wenn diese Zeiten dann flexibel gehandhabt und bei Bedarf an die (manchmal unvorhersehbaren) alltäglichen Herausforderungen angepasst werden, bleibt die Balance zwischen Selbstfürsorge und den gemeinsamen Verpflichtungen erhalten.

Wenn Sie diese Zeit nicht ausschließlich für sich selbst benötigen, sondern lieber mit Ihrer Familie oder Ihrem Partner verbringen wollen, könnten Sie beispielsweise das Zeitfenster des Abendessens nutzen. Denn oft ist das der einzige Zeitpunkt, an dem alle zu Hause sind. Oder Sie nutzen die Zeit nach dem Essen für gemeinsame Gespräche oder ein Gesellschaftsspiel, gemeinsames Musizieren, Lesen, Basteln, Spazieren.

Ritualisierte Zeiten tragen dazu bei, Beziehungen zu stärken und Verbindungen zu schaffen. Das gilt natürlich auch für Freundschaften. Werden Aktivitäten direkt an eine bereits bestehende Alltagstätigkeit gekoppelt (zum Beispiel ans Abendessen), gelingt es leichter, sie regelmäßig durchzuführen. Es kann auch helfen, diese gemeinsame Zeit an einem festen Ort zu verbringen, da dies das Erinnern und Einhalten der Rituale erleichtert.

Es kann sein, dass es Ihnen anfangs schwerfällt, echte, erholsame Freizeit in Ihren Alltag zu integrieren. Es geht dabei darum, die eigenen Bedürfnisse zu priorisieren, Gewohnheiten zu ändern und sich selbst zu erlauben, sich Zeit für die persönliche Selbstfürsorge zu nehmen. Das kann anstrengend sein. Aber es lohnt sich.

Die geballte Ladung Selbstfürsorge

So nutzen Sie ein intensives Selbstfürsorgewochenende oder Ihren Urlaub zum Auftanken.

Im Alltag, besonders während der Arbeitswoche, kann es eine Herausforderung sein, ausreichend Zeit für Selbstfürsorge zu finden. In den vorhergehenden Kapiteln haben Sie gelernt, wie Sie dennoch kleine Zeitfenster für sich schaffen können. Was aber, wenn plötzlich richtig viel Zeit zur Verfügung steht? Was bedeutet das für Ihre

ZWEI PERFEKTE SELF-CARE-TAGE

Ein Wochenende ganz im Zeichen der Selbstfürsorge? Nicht immer wird das möglich sein, aber zumindest ein paar Tipps lassen sich meistens umsetzen.

Schlafen: Sorgen Sie für ausreichend Schlaf. Es ist sinnvoll, maximal eine Stunde später als unter der Woche ins Bett zu gehen, um den Rhythmus nicht durcheinanderzubringen, und aufzustehen, sobald Sie wach werden. Legen Sie sich eventuell mittags noch mal hin oder gehen Sie abends früher ins Bett.

Ernährung: Nutzen Sie das Wochenende, um Mahlzeiten bewusst zu zelebrieren. Decken Sie den Tisch mit frischen und gesunden Zutaten. Gönnen Sie sich Genuss außerhalb Ihrer gewohnten Routine. Kochen Sie gemeinsam, probieren Sie neue Rezepte aus oder gönnen Sie sich einen Restaurantbesuch.

Aktiv sein: Gehen Sie Aktivitäten nach, die Ihnen Freude bereiten, Sie entspannen und erfrischen. Auch ein Treffen mit Familie, Freunden ist geeignet. Nutzen Sie gezielt analoge (!) Aktivitäten, die Ihre Sinne ansprechen und den Stress der Woche abbauen.

Selbstreflexion: Lassen Sie zum Beispiel die letzte Woche Revue passieren. Was ist passiert? Was hat Sie beschäftigt? Wie geht es Ihnen nach dieser Woche? Das Ergebnis muss nicht immer verschriftlicht werden. Es ist vollkommen in Ordnung, einfach den Gedanken nachzuhängen.

Wünsche und Spontaneität: Wollten Sie schon länger mal wieder ins Kino gehen oder ein Schaumbad nehmen? Welchen anderen Wunsch könnten Sie sich erfüllen? Gönnen Sie sich etwas Gutes, ganz ohne speziellen Anlass! Lassen Sie auch Raum für spontane Ideen und neue Kontakte. Erlauben Sie sich, vom Plan abzuweichen.

Möglichkeiten der Selbstfürsorge? Dann wäre doch endlich mal Zeit, sich ausschließlich um sich selbst zu kümmern – oder? Zumindest erweitern Wochenende und Urlaubszeiten die Möglichkeiten erheblich. Wichtig ist jedoch, diese auch wirklich für sich zu nutzen.

Endlich Wochenende

Wie oft in der Woche sehnen Sie das Wochenende herbei und freuen sich darauf? Und wie oft geht dann das Wochenende viel zu schnell vorüber und Sie hätten gern noch mehr Zeit zur Erholung gehabt? Woran liegt das?

Häufig haben Menschen hohe Erwartungen ans Wochenende, vor allem, wenn sie eine stressige Arbeitswoche hatten. Entspricht die freie Zeit dann nicht den Erwartungen oder war mit zu vielen Aktivitäten gefüllt, überwiegt die Enttäuschung. Neigen Sie dazu, das Wochenende mit vielen produktiven Aktivitäten, wie Hausarbeit, Einkäufen und anderen Verpflichtungen, zu füllen, kann es sein, dass die Balance zwischen Entspannung und Verpflichtungen nicht stimmt und deshalb das Gefühl der Erholung ausbleibt.

Oder gehören Sie zu denjenigen, die auch am Wochenende berufliche E-Mails checken oder anderen berufsbezogenen Aktivitäten nachgehen? Dies beeinträchtigt die klare Trennung zwischen Arbeitszeit und Freizeit. Es ist auch möglich, dass noch ungelöste oder möglicherweise verdrängte Stressoren aus der vergangenen Woche während des Wochenendes auftauchen. Anstatt sich auf Erholung zu konzentrieren, können diese Stressoren in den Vordergrund treten und die entspannte Atmosphäre beeinträchtigen.

SORGEN MELDEN SICH ZU WORT: Ein ähnliches Phänomen ist bei Entspannungsverfahren oder beim Einschlafen bekannt: Sobald der Raum für Erholung vorhanden ist, können störende Gedanken aufkommen. Dinge, die unter der Woche oder tagsüber „weggedrückt“ wurden, werden ohne eine äußere Ablenkung nun „hörbar“.

Es ist wichtig, solche Stressoren zu identifizieren, sie ernst zu nehmen und gezielt anzugehen, um eine effektive Erholung und Entspannung zu ermöglichen. Das kann kurzfristig über Selbstreflexion und Tagebuchschreiben realisiert werden, aber auch Gespräche mit anderen sind in vielen Fällen nützlich, um Strategien zur Bewältigung der Probleme zu erarbeiten.

Ein weiterer Aspekt, der die Erholung am Wochenende beeinträchtigen kann, sind veränderte Schlafgewohnheiten. Schlafen Sie deutlich länger oder gehen später ins Bett, kann dies Ihren Schlafrhythmus empfindlich stören, sodass in der Folge der Erholungseffekt am Montagmorgen verpufft. Um dem entgegenzuwirken, ist es wichtig, das Wochenende bewusst zu planen, klare Grenzen zwischen Arbeit und Freizeit zu setzen und eine ausgewogene Balance zwischen Verpflichtungen und Entspannung zu schaffen. Das Wochenende kann als langer Feierabend angesehen werden, mit deutlich mehr Zeit als am Nachmittag oder Abend, sodass die Planung des Wochenendes sich an den Tipps aus dem vorherigen Kapitel orientieren kann. Sie haben nun aber mehr Zeit für angenehme Aktivitäten. Nutzen Sie diese Möglichkeit!

Raus aus dem Haus

Ein Wochenende ohne Verpflichtungen. Herrlich, oder? Jedoch: Wie realistisch ist das? Geht das überhaupt? Die Antwort ist: Ja, das geht. Sie können das. Aber natürlich geht es deutlich leichter, wenn Sie das Wochenende nicht in den eigenen vier Wänden verbringen. Ein Wochenendtrip kann die Umsetzung Ihrer Selbstfürsorgepläne erheblich erleichtern. Durch das Verlassen der gewohnten Umgebung können Sie sich viel besser vom Alltagsstress lösen. Ein neuer Ort bietet frische Eindrücke und eine andere Atmosphäre, was die Entspannung fördert. Er ermöglicht Ihnen, physischen und emotionalen Abstand zu den üblichen Verpflichtungen zu gewinnen. Dies kann Ihnen die Freiheit geben, sich mehr auf Ihre eigenen Bedürfnisse und Ihr Wohlbefinden zu konzentrieren, ohne von häuslichen Pflichten oder Aufgaben abgelenkt zu werden. In einer neuen Umgebung kann es Ihnen auch besser und bewusster gelingen, die Zeit zu gestalten. Sie können sich leichter dazu motivieren, Aktivitäten einzuplanen, die Ihrer Selbstfürsorge dienen, wenn Sie nicht von gewohnten Routinen abgelenkt werden.

Wann fahren Sie also los? Bleiben Sie nicht unkonkret, sondern suchen Sie zeitnah einen Termin in den nächsten drei Monaten. Reservieren Sie dieses Zeitfenster und sprechen Sie alles mit Ihrem Partner und Ihrer Familie ab. Sie können natürlich auch darüber nachdenken, mit Familie oder Freunden zu reisen. Das hat den Vorteil, dass Sie die sozialen Interaktionen in einem entspannten Umfeld genießen können und alle etwas davon haben. Ist ein ganzes Wochenende unrealistisch, kann ein ganzer Tag schon hilfreich sein. Finden Sie in den nächsten drei Monaten keinen Termin, dann schaffen Sie einen. Wie das geht? Nun: Löschen Sie etwas anderes, was nicht B-Priorität hat, also weniger wichtig ist. Überlegen Sie sich am Ende des Selbstfürsorgewochenendes gleich schon, wann das nächste stattfinden kann.

Was aber, wenn Sie nicht wegfahren können? Versuchen Sie, wenigstens einen der beiden Wochenendtage verpflichtungsfrei zu gestalten, oder planen Sie deutlich mehr Selbstfürsorgeaktivitäten als Verpflichtungen ein. Ideen, welche Aktivitäten das sein könnten, notieren Sie sich am besten bereits im Laufe der Woche.

Der Erwartungscheck für Ihren Urlaub

Ein längeres, oft dringend benötigtes Zeitfenster, um dem Alltagsstress zu entkommen und sich vom Schlafmangel sowie von den Alltagsaufgaben zu erholen, ist Ihr Urlaub. Die Minimalvariante ist ein verlängertes Wochenende, um sich eine längere Auszeit von der Arbeit, dem vollgepackten Kalender und den täglichen Verpflichtungen zu gönnen. Bei einer Arbeitsstelle mit reduzierter Stundenzahl oder einer Vier-Tage-Woche könnte auch jede Woche der Freitag oder der Montag für Me-Time-Zeitfenster geblockt werden.

Solche Kurzurlaube allein reichen aber nicht aus. Mindestens ein Mal im Jahr sollten Sie einen deutlich längeren Erholungszeitraum einplanen, um die Akkus komplett aufzuladen. In den ersten Tagen eines Urlaubs kann das Abschalten zunächst schwerfallen, deshalb wäre ein Zeitraum von etwa drei Wochen ideal. Klassischerweise verbringt man einen Urlaub an einem anderen Ort, aus oben genanntem Grund: Das Verlassen des gewohnten Umfelds und die Möglichkeit, neue Erfahrungen zu sammeln, tragen dazu bei, Energiereserven aufzuladen und die psychische Gesundheit zu stärken.

Urlaub bietet außerdem die Gelegenheit, intensiv Zeit mit Familie oder Freunden zu verbringen und dadurch Beziehungen zu stärken. Soziale Kontakte und das Teilen von positiven Erfahrungen können das Wohlbefinden steigern. Sinnvoll ist es auch, im Urlaub sportlich aktiv zu sein, was Ihrer Gesundheit guttut. Sport ist nicht so Ihr Ding? Dann geben Sie Ihrer künstlerischen Seite Raum, malen, fotografieren oder schreiben Sie.

Doch was genau sollten Sie bei der Planung berücksichtigen, damit Ihr Urlaub wirklich erholsam wird? Hierbei spielen verschiedene Faktoren eine Rolle, angefangen bei den schönen Kindheitserinnerungen an gelungene Urlaube bis hin zu den Bedürfnissen, die Sie jetzt als erwachsene Person haben und die ganz unterschiedlich sein können. Ein kritischer Erwartungscheck ist entscheidend: Welche Art von Urlaub wollen und benötigen Sie? Wie stark ist Ihr Bedürfnis nach Erholung? Möchten Sie vor allem Ihren Kopf freibekommen oder benötigt Ihr Körper dringend Ruhe und Regeneration? Die Auswahl des Reiseziels und des Reisemittels ist ebenfalls von großer Bedeutung. Klar ist: Ein erholsamer Urlaub muss kein Vermögen kosten, der Urlaubsort muss keine tropische Trauminsel am anderen Ende der Welt sein. Viel wichtiger ist, dass Sie in sich hineinhorchen, was genau Sie brauchen. Haben Sie darüber Klarheit, finden sich für die meisten Bedürfnisse auch erschwingliche Reiseziele, die nicht weit entfernt sind (was, nebenbei bemerkt, auch den Stress bei der Anreise reduziert und der Umwelt zugutekommt).

Fragen Sie sich auch, ob Sie allein reisen möchten, mit Ihrem Partner, Ihrer Familie oder in einer Gruppe, und ob Sie die Möglichkeit haben, sich diesen Wunsch zu erfüllen. Besonders bei der Planung eines Familienurlaubs ist es wichtig, realistische Erwartungen zu haben, und zu akzeptieren, dass der Urlaub mit Kindern wie Alltag sein kann, nur an einem anderen Ort. Um den Alltag anders zu gestalten, ist es auch hier ratsam, nach Ihren Bedürfnissen zu fragen: Brauchen Sie zum Beispiel eine Pause vom Einkaufen, Kochen und Geschirrspülen, ist eine Ferienwohnung nicht das richtige.

BEVOR ES LOSGEHT: Überladen Sie die Zeit vor dem Urlaub nicht mit zu vielen Dingen, sondern priorisieren Sie anhand der Eisenhower-Methode die A-Aufgaben. Das kann zum Beispiel das Besorgen wichtiger Reisedokumente sein, aber auch die Planung einiger (nicht aller!) Urlaubsaktivitäten.

Beim Reisen als Familie können gute Kompromisse nötig sein, da Sie nicht unabhängig von anderen entscheiden können. Aber Sie sollten sich auch nicht komplett von den Bedürfnissen anderer abhängig machen. Sie können zum Beispiel vorschlagen, einen Tag mal etwas allein zu unternehmen. Auch wenn andere das vielleicht befremdlich finden, lassen Sie sich davon nicht irritieren, es geht um Ihren Urlaub und Ihre Erholung.

Definieren Sie also Ihre eigenen Ziele und Wünsche möglichst genau und machen Sie sich bewusst, was Sie sich von Ihrem Urlaub erhoffen und wie diese Wünsche vor Ort realisiert werden können. Haben Sie den Erwartungscheck durchgeführt, kann es losgehen.

Entspannung maximieren

Um optimal zu entspannen und die Arbeit hinter sich zu lassen, sollten Sie nicht nur die Abwesenheitsnotiz eingestellt haben, sondern auch rechtzeitig eine Vertretung organisieren und, je nach Arbeitskontext, Kunden oder Kollegen informieren. Klären Sie im Voraus, welche wichtigen und dringenden Aufgaben vor Ihrem Urlaub erledigt werden müssen, um einen reibungslosen Ablauf während Ihrer Abwesenheit sicherzustellen. Kümmern Sie sich dann nur darum und verschieben Sie den Rest getrost auf danach.

Im Urlaub angekommen, legen Sie Ihr Handy häufiger mal in eine Schublade und erinnern sich, dass man früher den Urlaub auch komplett ohne ein solches Gerät genießen konnte. Urlaub ist Urlaub, Ihre Arbeits-E-Mails gehören nicht dazu. Gibt es doch einen wichtigen Grund, aus dem Sie für Notfälle erreichbar sein müssen, setzen Sie sich ein bestimmtes Zeitfenster, um Ihre E-Mails abzurufen, und lassen Sie sich nur schriftlich kontaktieren, damit kein Anruf Ihre schönsten Urlaubsmomente zerstört. Vertrauen Sie ansonsten darauf, dass Ihre Aufgaben eine Weile ohne Sie bewältigt werden können. Halten Sie sich vor Augen, dass es auch dann gehen würde, wenn Sie kündigen oder krankheitsbedingt länger ausfallen würden.

Urlaubseffekt erhalten

Kennen Sie das, dass es nach dem Urlaub gleich wieder von null auf hundert geht und der Urlaubseffekt ganz schnell wieder aufgebraucht ist? Dabei wäre es doch viel schöner, wenn die Erholung Ihnen möglichst lange erhalten bleibt. Wie kann das funktionieren?

Stellen Sie sich einen Sportler vor, der eine längere Trainingspause hatte. Wie steigt er wieder ein? Der Trainingsplan deckt zunächst die Grundlagen ab, der Sportler muss erst reinkommen und mit einem Aufbauprogramm starten, bis er wieder bei seiner maximalen Trainingsintensität ankommt. Und auch im täglichen Training beginnt er immer damit, sich zunächst aufzuwärmen.

Nach einem ähnlichen Muster sollten Sie nach dem Urlaub schrittweise in den Arbeitsalltag einsteigen. Nehmen Sie sich Zeit, um sich mental und emotional auf die Arbeit vorzubereiten. Dies kann bedeuten, dass Sie den Urlaub noch einmal Revue passieren lassen und alles auspacken. Damit schließen Sie den Urlaub geistig ab, um sich in der Folge wieder auf Ihre beruflichen Aufgaben konzentrieren zu können. Ein langsamer Übergang erhält die Energie des Urlaubs und vermeidet, dass Sie unvorbereitet und überstürzt zurückkehren, denn er ermöglicht Ihnen, sich auf die bevorstehenden Aufgaben einzustellen und im besten Fall sogar Vorfreude zu entwickeln.

Es ist ratsam, nicht sofort mit den herausforderndsten Aufgaben zu starten, sondern sich langsam an den Arbeitsalltag heranzutasten. Ähnlich wie der Sportler, der mit einem Aufbauprogramm beginnt, sollten Sie sich zunächst mit leichteren, routinemäßigen Aufgaben beschäftigen, um wieder in Schwung zu kommen. Nehmen Sie sich Zeit, um die Planungsnotizen und B-Aufgaben anzusehen, die Sie vor Ihrem Urlaub angelegt haben, und Ihre E-Mails zu sortieren. Kommen Sie langsam wieder in den Arbeitsmodus.

DER HALBE-WOCHE-TRICK: Legen Sie den Urlaub wenn möglich so, dass Sie anschließend mit einer halben Woche starten. Halbe Arbeitswochen führen zu einer besseren Balance zwischen Erholung und Arbeitsverpflichtungen und damit zu einem reibungsloseren Übergang und einer erhöhten Arbeitszufriedenheit.

Der Urlaubseffekt hält länger an, wenn Sie im Arbeitsalltag Urlaubsgewohnheiten beibehalten, die Ihnen gutgetan haben. Überlegen Sie, was Sie während Ihres Urlaubs glücklich gemacht hat. Wo und wie können Sie diese Aktivitäten in Ihren Alltag integrieren? Ob es das abendliche Lesen, ein bestimmtes Gericht oder die gemeinsamen Spaziergänge mit Ihrem Partner sind, diese kleinen Rituale können dazu beitragen, Ihre Entspannung auch im Arbeitsalltag zu bewahren. Was haben Sie aus Ihrem letzten Urlaub beibehalten?

Familienzeit wirklich genießen

Zeit für mich? Wer Kinder hat, kann davon oft nur träumen. Doch auch im Familienalltag ist Selbstfürsorge möglich.

Nach allem, was Sie bisher gelesen haben, fragen Sie sich vielleicht: Wie soll das gehen, wenn ich beruflich engagiert bin, einen Haushalt zu führen und auch noch Kinder habe? Tatsächlich ist es eine Herausforderung, Selbstfürsorge in den Alltag zu integrieren, besonders wenn man kleine Kinder hat. Elternsein ist ein Vollzeitjob, in Kombination mit Erwerbsarbeit kann das Pensum überwältigend wirken. Viele Mütter und Väter stehen vor der Aufgabe, eine nicht enden wollende To-do-Liste zu bewältigen und dabei auch noch Zeit für sich zu finden. Dann neigt man dazu, das vermeintlich Unwichtige als Erstes zu streichen: die eigene Selbstfürsorge. Doch genau das sollten Sie nicht tun! Gerade für Eltern ist es wichtig, das Thema Selbstfürsorge und damit Zeit für sich ernst zu nehmen – um gesund und fit zu bleiben, für sich selbst und für die Kinder.

Kuscheln macht glücklich

Zur Wahrheit gehört aber erfreulicherweise auch: Kinder machen glücklich! Das lässt sich bis zu einem gewissen Grad sogar wissenschaftlich erklären. Sicher können Sie sich an Momente erinnern, in denen Sie ganz ergriffen waren, als Sie Ihr Kind im Arm hielten und es hin und her wiegen konnten. Immer dann, wenn wir mit unserem Kind kuscheln, wird bei beiden Personen Oxytocin ausgeschüttet. Es sorgt dafür, dass unser Stresshormonspiegel sinkt, das Vertrauen in unsere Mitmenschen gestärkt wird und unsere emotionale Kompetenz gefördert wird. Aber auch unser Immunsystem profitiert davon.

Neueste Forschungen zeigen, dass häufiger Körperkontakt mit Kindern von Geburt an auch die Genaktivität positiv beeinflussen kann, was unter dem Begriff Epigenetik zusammengefasst wird.

Die gute Nachricht also, dass Selbstfürsorge mit Kind möglich ist. Schon häufiges Kuscheln mit Ihrem Kind ist Selbstfürsorge pur! Genießen Sie diese Momente bewusst, wann immer sie sich ergeben, denn sie sind wertvoll und oft rar. Es ist jedoch wichtig, das Kuscheln nicht zu erzwingen – respektieren Sie die Bedürfnisse Ihres Kindes, die je nach Alter variieren.

Natürlich gibt es aber auch diese anderen, weniger kuschligen Momente: Wenn das Kleinkind an der Supermarktkasse einen Wutanfall hat, wird in der Regel kein Oxytocin ausgeschüttet, stattdessen steigt der Stresspegel. Der Wunsch nach einer Pause, einem Moment ohne Kind, ist dann ganz normal und legitim. Eltern brauchen Zeit für sich selbst, um Kraft zu tanken und ihre Rolle weiterhin mit Geduld und Liebe ausfüllen zu können. Nutzen Sie daher bewusst Zeitfenster für die eigene Erholung.

Erholung im 24/7-Alltag mit Baby

Je kleiner das Kind, desto mehr braucht es die Eltern. Gleiches gilt, wenn das Kind besondere Bedürfnisse hat und über die Babyzeit hinaus intensiv betreut werden muss. Wie soll Selbstfürsorge möglich sein, wenn Sie kaum Zeit haben, mal auf die Toilette zu gehen, geschweige denn, in Ruhe einen Kaffee zu trinken? Hier lautet die erste Empfehlung: Nehmen Sie das Kind doch einfach mit! Unternehmen Sie möglichst viel mit dem Kind, was auch Ihnen guttut. Hier kommt es wieder darauf an, welche Vorlieben Sie haben und was Sie gerne unternehmen. Der eine geht gerne in den Zoo, die andere plaudert lieber mit anderen Eltern auf dem Spielplatz, der nächste nutzt lange Kinderwagenspaziergänge, um in der Schlafphase des Kindes spannende Podcasts zu hören. Überlegen Sie, wo Sie sich gerne aufhalten. Gibt es einen Ort, an dem Sie sich fast wie in einem Kurzurlaub fühlen? Dann schnappen Sie sich Ihr Kind und gehen Sie gemeinsam dorthin. Das geht auch mit (schlafenden) Säuglingen. Bei diesen Ausflügen tanken Sie Ihre Energiereserven wieder auf.

Auch zu Hause sollten Sie sich Erholungspausen gönnen. Die Faustregel „Schlafen, wenn das Baby schläft" wird oft belächelt – denn das Motto lautet ja auch nicht: „Staubsaugen, wenn das Baby staubsaugt." Aber es lohnt sich, zu fragen: Wie wichtig ist die Hausarbeit gerade wirklich? Hier gilt: Achten Sie auf Ihr Bedürfnis. Wenn Sie müde sind, weil die Nacht wieder so häufig unterbrochen wurde, dann gönnen Sie sich Ruhe.

PRIORITÄTEN SETZEN! Die Oma dreht eine Runde mit dem Baby im Kinderwagen – damit Mama endlich mal die Fenster putzen kann? Kurze Zeitfenster ohne Kind werden ähnlich wie bei Schlafphasen des Kindes oft für Hausarbeit genutzt. Dabei wäre eine echte Erholungspause gerade viel wichtiger. Erlauben Sie sich, Pause zu machen. Es darf auch mal was liegen bleiben.

Wenn Ihr Kind abends lange zum Einschlafen braucht, kann es sinnvoll sein, wenn Sie sich erlauben, neben Ihrem Kind einzuschlafen, sodass Sie am nächsten Morgen wieder Kraft haben. Sie können die Zeit aber auch nutzen, um gemeinsam zu kuscheln, eigene Entspannungsübungen zu machen oder ein Hörbuch zu hören.

Um den naheliegenden Einwand vorwegzunehmen: Sicher wird es nicht immer möglich sein, diesen Empfehlungen zu folgen, denn es gibt eben auch Abende, an denen Sie keine andere Wahl haben, als sich noch mal aufzuraffen, um Verpflichtungen zu erledigen. Generell wollen wir hier nichts beschönigen: Die Zeit mit einem Baby ist anstrengend und fordernd. Gute Tipps helfen, wirken aber keine Wunder. Bis zu einem gewissen Grad kann es durchaus helfen, dies zu akzeptieren und sich klar zu machen, dass schon bald wieder bessere Zeiten für Ihre Selbstfürsorge kommen werden. Kinder werden schnell größer, und bezogen auf den Schlaf bedeutet das: Früher oder später schlafen alle Kinder besser – und Sie selbst werden dann auch wieder mehr und besser schlafen.

Entdecken Sie Ihr inneres Kind!

Wenn Ihr Kind schon etwas größer ist, entdecken Sie Ihr eigenes inneres Kind. Häufig sind wir in unserer Elternrolle gefangen. Manchmal ist es aber auch für uns und unser Kind gut, wenn wir selbst wieder zum Kind werden. Das kann das gemeinsame Schaukeln sein, was anfangs sogar zu ungewohntem Kribbeln im Bauch führt, weil wir es so lange nicht gemacht haben. Es gibt große Kettcars oder Dreiräder, die Erwachsene aushalten, und riesige Rutschen, die auch den Großen Spaß machen. In Momenten, in denen Sie sich selbst als „freies Kind" fühlen, tanken Sie gemeinsam mit Ihrem Kind auf und sorgen für sich.

Wenn Ihr Kind selbst Ideen hat, was es mit Ihnen machen möchte, geht es oft darum, einen gemeinsamen Nenner zu finden. Hierzu müssen alle Familienmitglieder in der Lage sein, ihre Bedürfnisse zu artikulieren. Ein wichtiger Entwicklungsschritt – nicht nur für die Kinder. Dann gilt es, gemeinsam, vielleicht im Rahmen einer Familienkonferenz oder eines Frühstücks, alle Bedürfnisse und Wünsche zu benennen und zu brainstormen, was man unternehmen könnte, um all dem gerecht zu werden. Wichtig ist, dass Sie wirklich etwas Verbindendes finden.

Häufig gehen wir Kompromisse ein, mit denen wir uns nicht wohlfühlen. Dann leiden hinterher alle an der schlechten Laune desjenigen, der seine eigenen Bedürfnisse hintangestellt hat. Wenn Sie zum Beispiel Menschenmassen nicht mögen, ist es nicht sinnvoll, am Wochenende in einen überfüllten Freizeitpark zu gehen, auch wenn Ihre Kinder Spaß daran hätten.

„Gut genug" ist genau richtig

Doch oft sind es weniger Fragen der Freizeitgestaltung, die Eltern zu schaffen machen, nicht einmal die zu knapp bemessene Zeit, sondern eher das permanente Gefühl, als Mutter oder Vater den eigenen Ansprüchen nicht gerecht zu werden. Hier hilft es, sich eine Sache klarzumachen: Alle Eltern machen Fehler. Auch Sie werden Fehler machen. Und das ist gar nicht so schlimm. Kinder brauchen keine perfekten Eltern.

Der 1886 geborene britische Kinderpsychoanalytiker Donald W. Winnicott entdeckte, dass „zu gute Mütter" keinesfalls das sind, was Kinder benötigen. Während ein Baby am Anfang seines Lebens mit seiner Mutter noch ganz verschmolzen ist und die Mutter bestenfalls prompt auf seine Bedürfnisse reagiert, brauchen Babys für ihre weitere Entwicklung zunehmend auch ein gewisses Maß an Unzufriedenheit. Winnicott beobachtete, dass Mütter im Laufe der Zeit immer weniger perfekt auf ihr Kind eingehen – und dass gleichzeitig die Fähigkeiten des Kindes, damit umzugehen, wachsen. Das bedeutet: Anfangs reagieren Mütter bestenfalls sofort und richtig auf das

EIN NETZWERK FÜR IHRE FAMILIE

Eltern profitieren von einem starken Netzwerk.
Wer könnte Sie unterstützen?

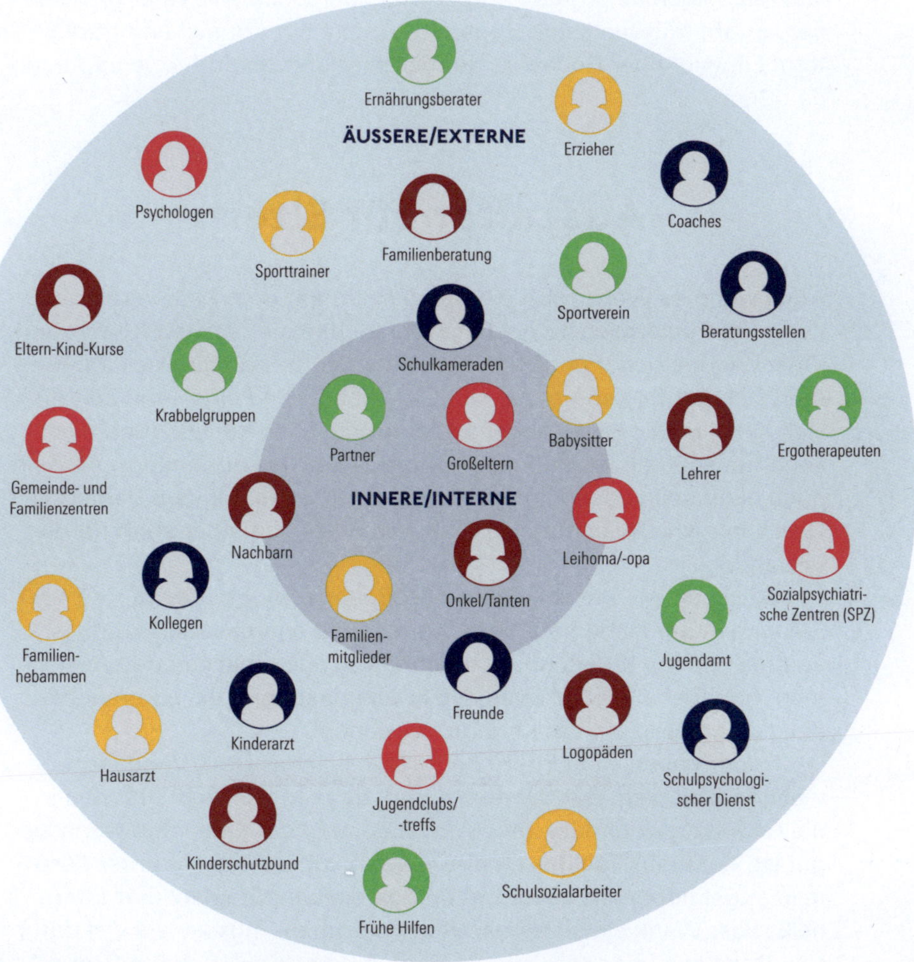

Baby. Mit der Zeit reagieren sie aber weniger schnell und lassen das Baby auch mal ein wenig quengeln, wenn es nicht an das Spielzeug herankommt. Auf diese Weise lernt das Kind, dass Bedürfnisse nicht sofort erfüllt werden müssen, sondern auch aufgeschoben werden können. Es entwickelt so Strategien, um sich selbst zu regulieren und mit negativen Gefühlen umzugehen. Ein gewisses Maß an Unzufriedenheit ist also durchaus als Motor der Entwicklung zu betrachten. Indem das Kind lernt, sich selbst zu helfen, erfährt es Selbstwirksamkeit. Winnicott kam daher zu dem Schluss, dass die „good enough mother" der „too good mother" vorzuziehen ist. Dies lässt sich auch auf andere enge Bezugspersonen wie Väter übertragen. Eltern müssen keine Supereltern sein, nur hinreichend gute Eltern. Ein wichtiger Gedanke, der beruhigt und Raum für Selbstfürsorge öffnet.

Auszeiten für Eltern

Auch wenn es Wege gibt, die gemeinsam mit dem Kind verbrachte Zeit selbstfürsorglich zu gestalten, brauchen die meisten Mütter und Väter Zeit für sich. Für sich allein und auch für sich als Paar. Während sich Eltern – sofern sie nicht alleinerziehend sind – die Zeit für sich allein in der Regel gegenseitig ermöglichen können (und dies auch tun sollten), ist die Paarzeit gerade bei kleinen Kindern, die sich noch nicht selbst beschäftigen können, oft extrem knapp bemessen. Dies kann eine Belastung sein, für den Einzelnen, aber auch für die Beziehung.

Glücklich ist, wer engagierte Großeltern, andere Verwandte oder Freunde in der Nähe hat, die einspringen, wenn das Kind krank ist und nicht in die Kita kann, und den Eltern auch mal einen gemeinsamen Kinoabend ermöglichen. Nicht umsonst heißt es: Es braucht ein ganzes Dorf, um ein Kind großzuziehen!

Leider haben viele Eltern heute kein solches Dorf. Verwandte wohnen weit weg, die Nachbarn sind, da man vielleicht erst neu in die Gegend gezogen ist, (noch) Fremde, und die Kita – die, wenn sie gut ist, durchaus Teil des Dorfes werden könnte – leidet unter Personalmangel oder man bekommt erst gar keinen Kitaplatz. Für Eltern heißt das: Wenn sie sich Auszeiten wünschen, müssen sie viel dafür tun. Das kann bedeuten, die Paarzeit in den Urlaub bei den Großeltern zu verlegen, oder auch in einen guten Babysitter zu investieren.

Wobei „investieren" hier nicht nur das Geld meint, denn die Suche nach einer Person, der man mit gutem Gefühl das eigene Kind anvertrauen kann, kostet auch Zeit und Energie. Und ist dies gemeistert, geht es eben doch ums Geld: Der romantische Abend im Restaurant wird ein teurer Spaß, wenn nicht nur das Essen, sondern auch der Babysitter bezahlt werden muss. Und dennoch: Die Investition kann sich lohnen. Gerade weil es für junge Eltern aufwendig und teuer sein kann, sich einen romantischen Abend zu zweit zu organisieren, sind diese Momente so kostbar: Es sind seltene, aber oft unvergessliche Momente, die der Beziehung guttun und Kraft spenden für den Alltag. Gestalten Sie diese Auszeiten daher sorgsam und genießen Sie sie bewusst!

Bauen Sie sich ein Dorf!

Um noch mal auf das bereits erwähnte Dorf zurückzukommen: Das Schöne daran ist, dass das Dorf, das Sie als Eltern benötigen, nicht unbedingt auf dem Land liegen muss. Sie brauchen weder Kühe noch Kornfelder, sondern ein vertrautes Netzwerk aus Menschen in der Nähe – das geht auch in der Neubausiedlung oder mitten in der Großstadt! Wer keine Kinder hat, belächelt vielleicht die Mütter und Väter auf dem Spielplatz, die sich über vermeintlich langweilige Themen unterhalten. Doch auf diesen Spielplätzen werden die „Dörfer" gebaut, die Kindern und Eltern gleichermaßen zugutekommen.

DEN SPIELPLATZ NICHT UNTERSCHÄTZEN! Spielplätze können auch für die „Großen" zu Lieblingsorten werden. Das Schöne daran ist, dass die Kinder sich selbst beschäftigen und mit Freunden spielen, sodass die Eltern ein paar Minuten Ruhe genießen können. Sie können dann mit anderen ins Gespräch kommen. Vielleicht nutzen Sie die Zeit aber auch, um einen Kaffee zu trinken oder ein Hörbuch zu hören.

Der Austausch mit anderen Eltern ist generell sehr wertvoll. Er dient sowohl dem Zugehörigkeitsgefühl als auch dem gemeinsamen Abgleichen von Erziehungsmethoden. Auf Spielplätzen oder in Kinder-Cafés werden Bekanntschaften und Freundschaften geschlossen, und es entlastet ungemein, wenn wir erfahren, dass andere Eltern die gleichen Sorgen und Probleme haben. Zugleich kann man einander helfen – durch Tipps und Erfahrungsaustausch, und auch durch praktische Unterstützung wie Abholen des Kindes und gemeinsame Aktivitäten. Gerade das Teilen von Informationen ist oft sehr hilfreich. Da kennt jemand beispielsweise einen guten Kinderarzt oder kann von seinen Erfahrungen mit der ein oder anderen Schulform berichten. Diese Art des Austauschs ist eine wichtige Säule der Selbstfürsorge für Eltern.

Apropos Selbstfürsorge: Wenn Sie nun damit beginnen, einige Anregungen aus diesem Buch umzusetzen, kann es eine gute Idee sein, Ihren Spielplatzbekanntschaften davon zu erzählen. Das kann andere Eltern inspirieren und vielleicht finden Sie so schnell Gleichgesinnte.

Wo Sie noch mehr Hilfe bekommen

Alles, was Sie bisher in diesem Kapitel gelesen haben, kann Ihnen helfen, Ihren Alltag mit Kind angenehmer und selbstfürsorglicher zu gestalten. Doch diese Ratschläge haben ihre Grenzen. Vor allem die Doppelbelastung aus Beruf und Familie ist für viele Eltern so groß, dass schöne gemeinsame Ausflüge oder ein Paarabend dank Babysitter nur ein Tropfen auf den heißen Stein sind. Es reicht einfach nicht. Der Alltagsstress ist überwältigend.

Wenn es Ihnen so geht, hilft es, eine genaue Bestandsanalyse zu machen: Was stresst Sie im Familienalltag? Wo ist Ihre Zeit begrenzt? Wenn die eigene Analyse oder das Gespräch innerhalb der Familie oder mit (Spielplatz-)Freunden nicht ausreicht, können Sie sich auch professionellen Helfern wie Familienberatungsstellen anvertrauen. Danach sehen Sie meist klarer und erkennen, was Sie ändern können. Das kann dann das Einfordern von mehr Unterstützung durch den Partner sein, das Engagieren einer Putzhilfe oder auch eine größere Veränderung wie eine berufliche Neuorientierung.

Gerade beim Thema Vereinbarkeit von Familie und Beruf kommen viele an ihre Grenzen. Wer mit Kind in gleichem Umfang arbeiten möchte wie zuvor, stellt meist fest, dass das Leben mit Kind ein völlig anderes ist, vielleicht auch anders als erwartet. Ein Lebensmodell, in dem die Kinder so oft wie möglich und so lange wie möglich fremd betreut werden, erscheint vielen nicht (mehr) angemessen oder es scheitert an den realen Möglichkeiten. Zugleich ist Arbeit vielen Menschen wichtig für ihre persönliche Selbstverwirklichung. Nicht zuletzt spielen finanzielle Überlegungen für Paare und erst recht für Alleinerziehende eine entscheidende Rolle.

Selbstfürsorge kann hier bedeuten, sich einzugestehen, dass man das eigene Lebensmodell überdenken sollte und beispielsweise die Arbeitszeit reduzieren oder sich eine berufliche Auszeit nehmen möchte. Eine solche Entscheidung ist nicht leicht zu treffen, erst recht, wenn Sie ursprünglich andere Vorstellungen hatten. Blättern Sie daher noch einmal zurück auf Seite 124. Dort erfahren Sie, wie Sie an eine derart schwierige Entscheidung herangehen können, um eine für Sie und Ihre Familie gute Lösung zu finden.

Zum Abschied ein Wunschbild

Wie geht es Ihnen an dieser Stelle? Hoffentlich haben Sie einige Anregungen gefunden, die Sie umsetzen möchten oder bereits umgesetzt haben, und einiges gelesen, dass Sie zum Nachdenken anregt und Ihnen neue Perspektiven eröffnet. Aber vielleicht schwirrt Ihnen auch ein wenig der Kopf, Sie müssen das Erlernte erst einmal für sich sortieren. Das ist völlig normal.

IHR EIGENER WEG: Es ist auch in Ordnung, wenn Sie aussortieren, weil Sie einige Dinge gar nicht ausprobieren möchten, weil manches für Sie nicht passt. Oder wenn Sie eine ganz andere Idee verfolgen möchten, die Ihnen vielleicht beim Lesen in den Sinn kam, aber nirgendwo im Buch beschrieben wurde. Erlauben Sie sich, Ihren eigenen Weg zu gehen.

Wohin soll Sie Ihr Weg der Selbstfürsorge führen? Was würde sich für Sie persönlich verändern, wenn es Ihnen nun nach und nach immer besser gelingt, Ihr Leben selbstfürsorglich zu gestalten? Wie fühlt sich Ihr Alltag dann an? Woran merken Sie, dass Sie erfolgreich Selbstfürsorge leben?

Wenn Sie nun umblättern, folgen im Anschluss an dieses Kapitel die Seiten mit den Fotos, die Sie sich schon mehrfach angesehen haben. Betrachten Sie diese nach dem Lesen dieser letzten Abschnitte noch einmal. Suchen Sie sich ein letztes Mal ein Bild aus. Diesmal, ohne danach zum Text zurückzukehren. Verweilen Sie stattdessen gern etwas länger bei dem Bild. Ist es eines, das Sie bereits zuvor ausgewählt hatten? Haben Sie sich vielleicht sogar immer wieder für dasselbe Foto entschieden, weil es eine so starke Wirkung auf Sie hat? Oder spricht Sie nun, am Ende des Buches, plötzlich ein ganz anderes Bild an, weil neue Aspekte für Sie an Bedeutung gewonnen haben?

Lassen Sie das Bild auf sich wirken. Wenn Sie in nächster Zeit Ihre persönliche Selbstfürsorgestrategie gestalten und mit der Umsetzung beginnen, können Sie es sich hin und wieder anschauen. Vielleicht machen Sie auch ein Foto dieses Bildes, um es immer bei sich zu haben.

Bleibt es Ihr Bild für Selbstfürsorge? Oder ändert sich Ihre Präferenz? All das ist in Ordnung. Es ist auch okay, wenn Sie Ihre Strategie ändern, wenn Sie mal einen Umweg gehen oder sogar ein paar Schritte zurück. Wichtig ist lediglich, dass Sie Ihr Ziel, einen selbstfürsorglichen Lebensstil, nie aus dem Blick verlieren. Sie selbst sind wichtig und Ihre Gesundheit, Ihr Wohlergehen haben höchste Priorität. Wenn Sie dranbleiben, werden Sie bald spüren, wie Selbstfürsorge Ihr Leben bereichert. Freuen Sie sich darauf.

HILFE

Inspirierende Fotos
Weiterführende Literatur
Register

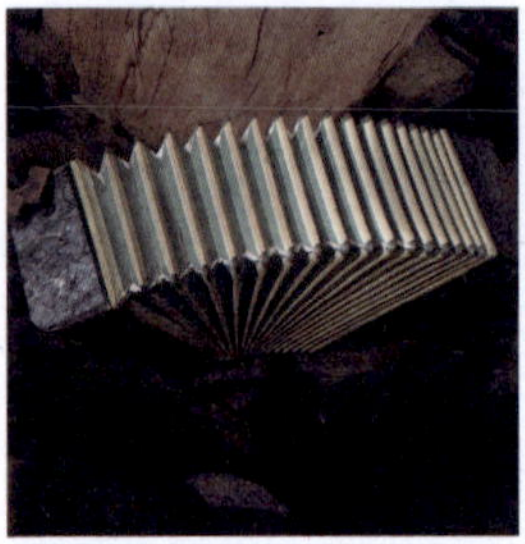
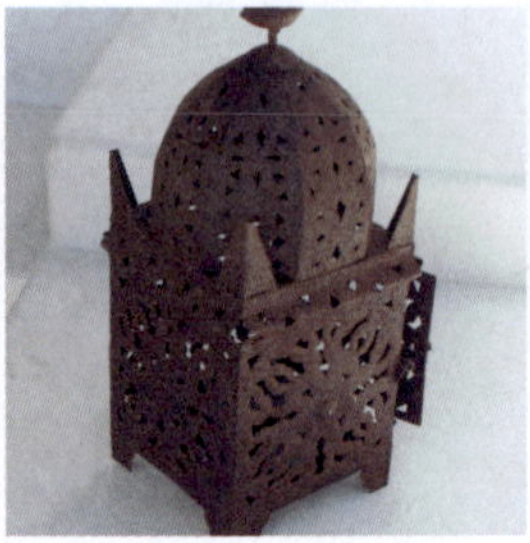
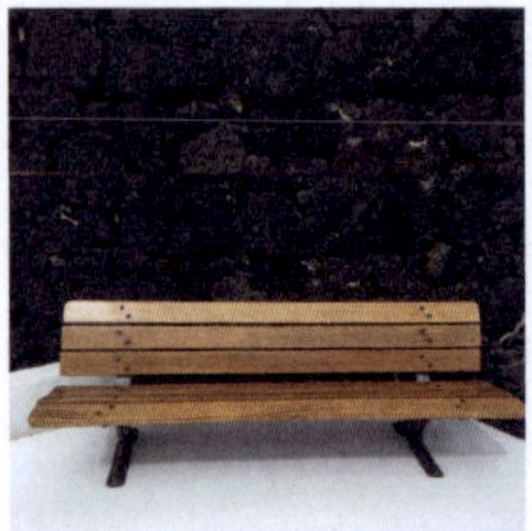
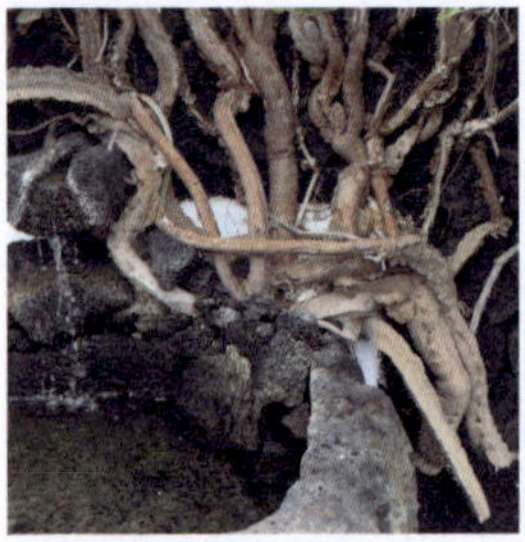
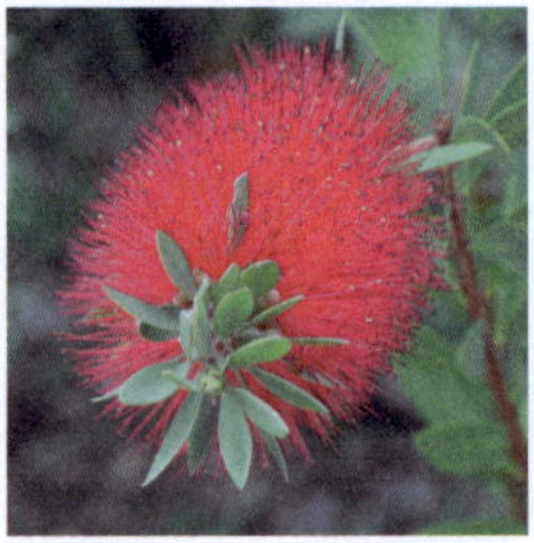
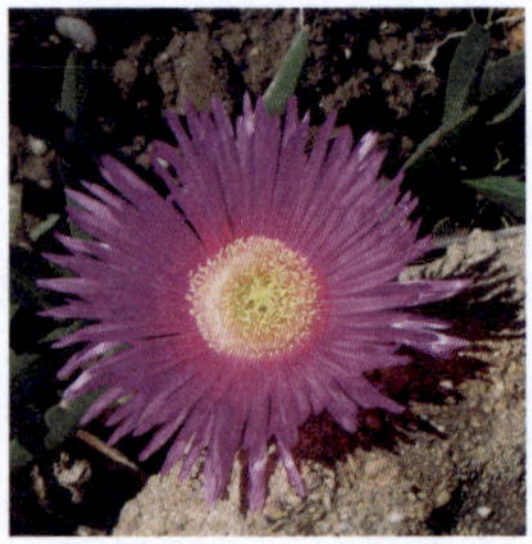
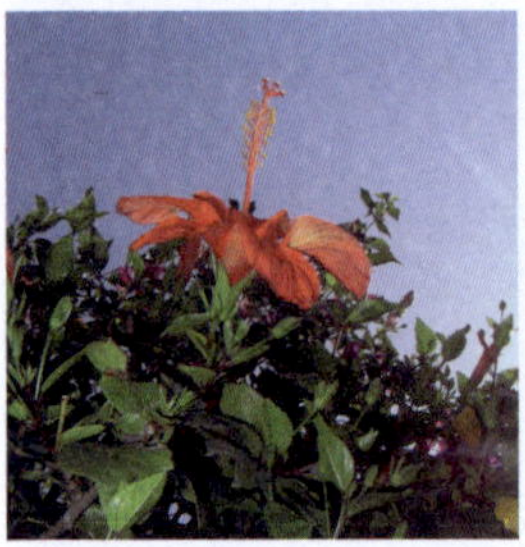
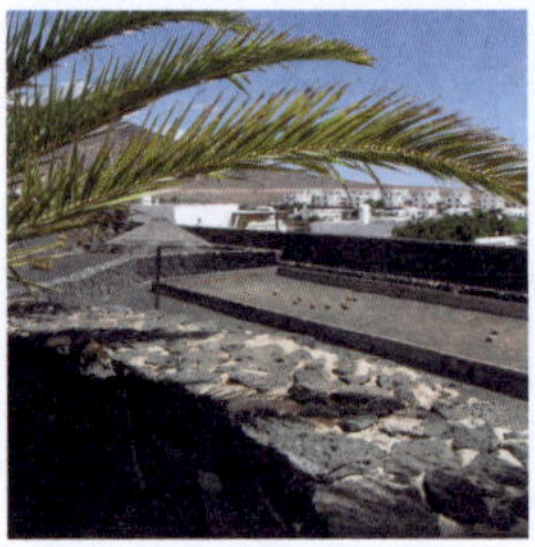
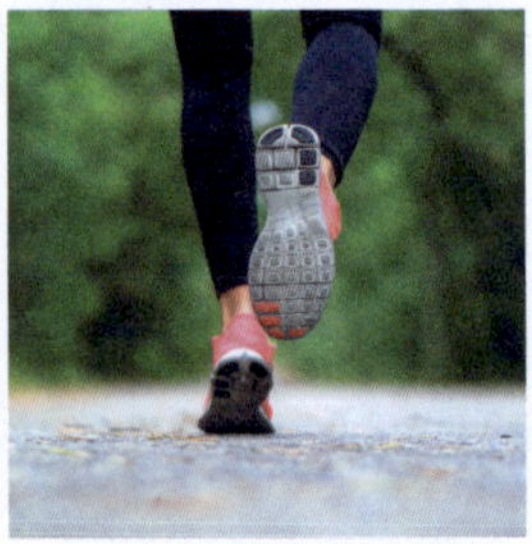
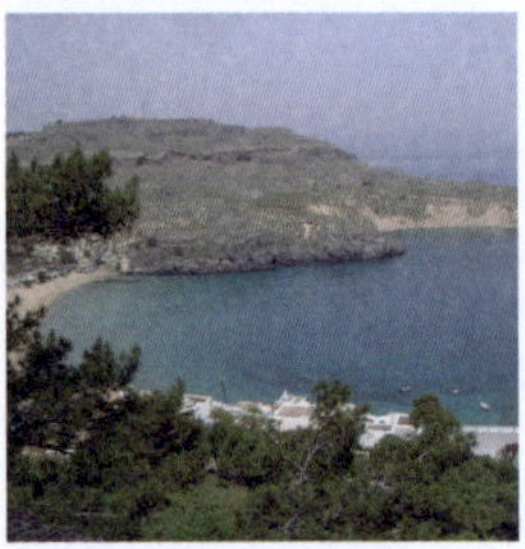
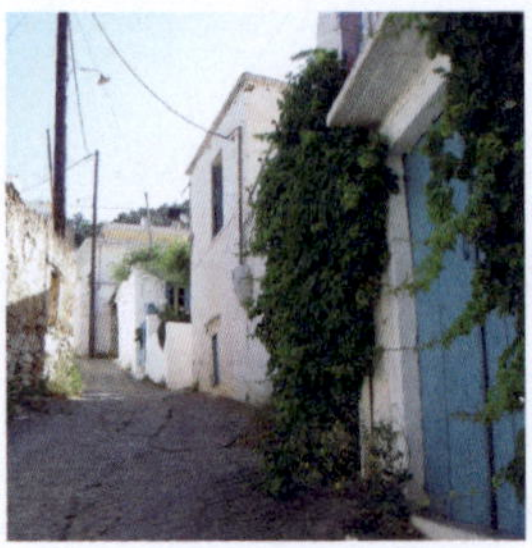
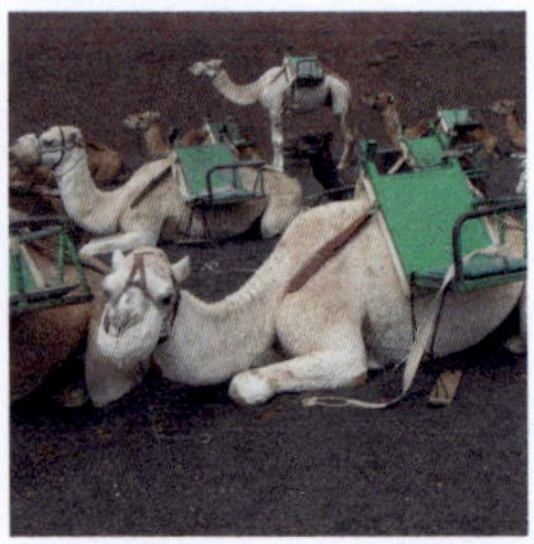

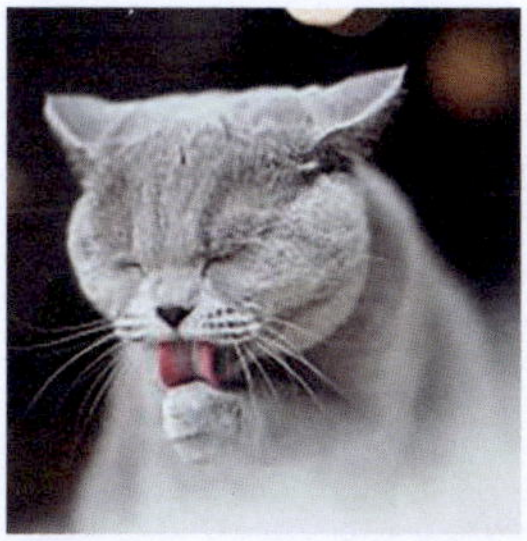
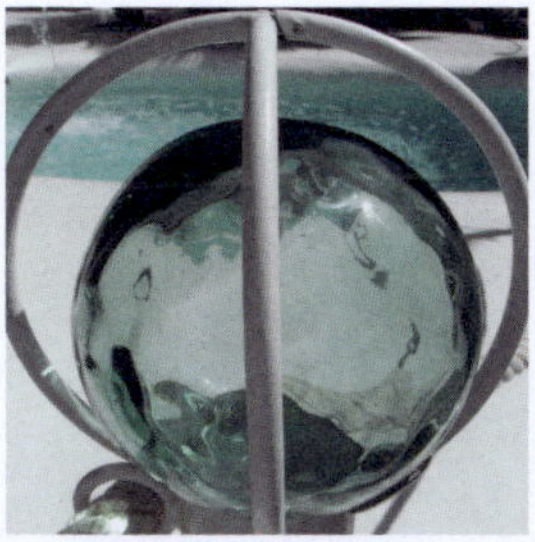
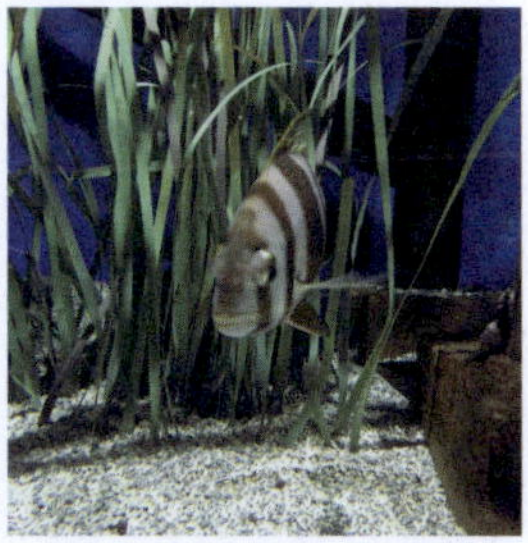
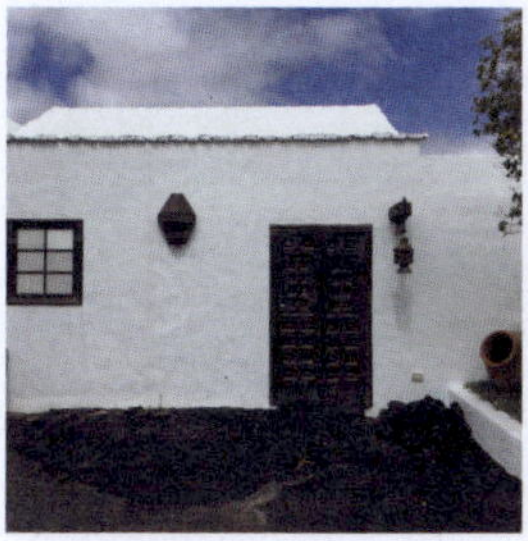
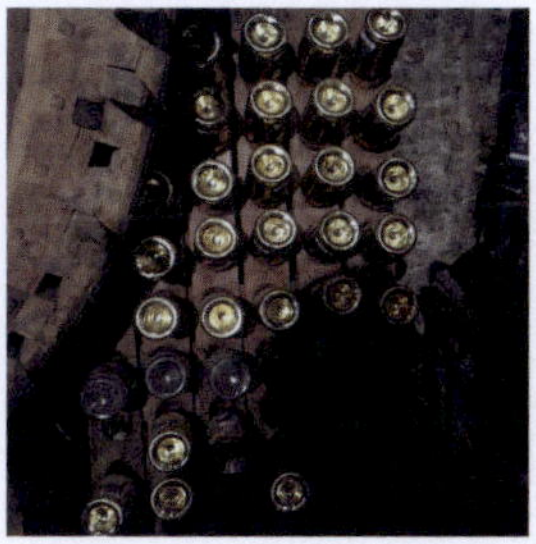
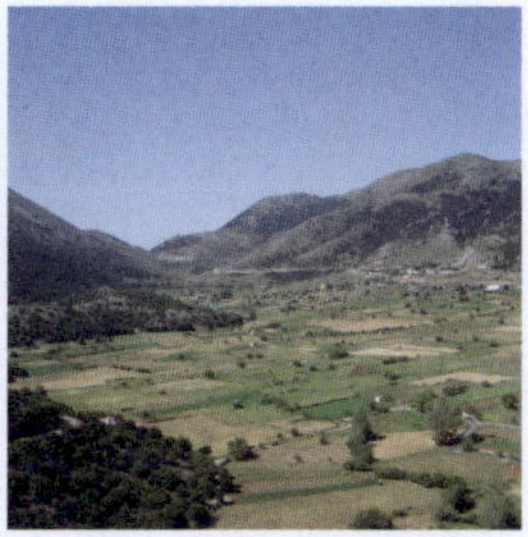
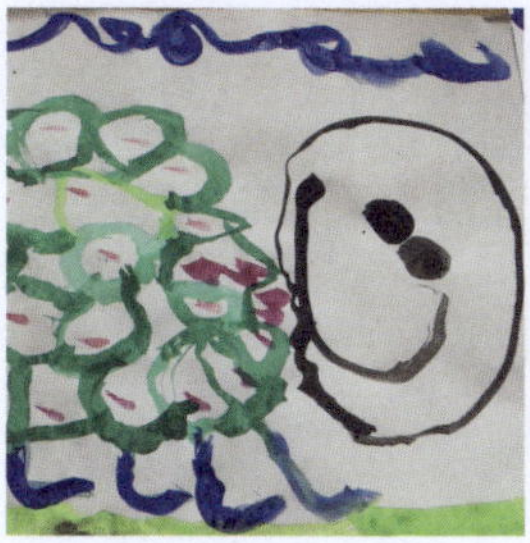
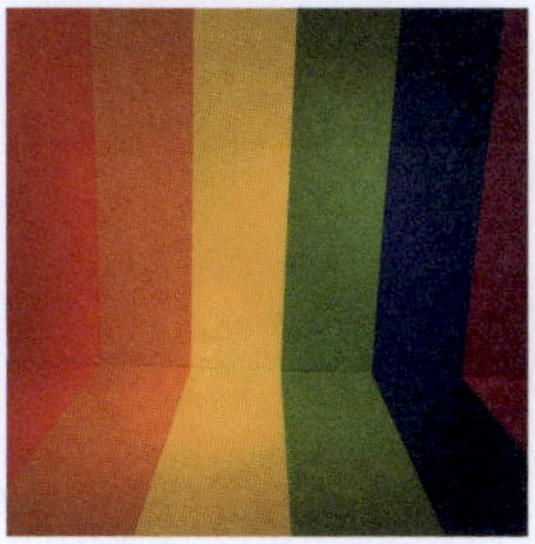
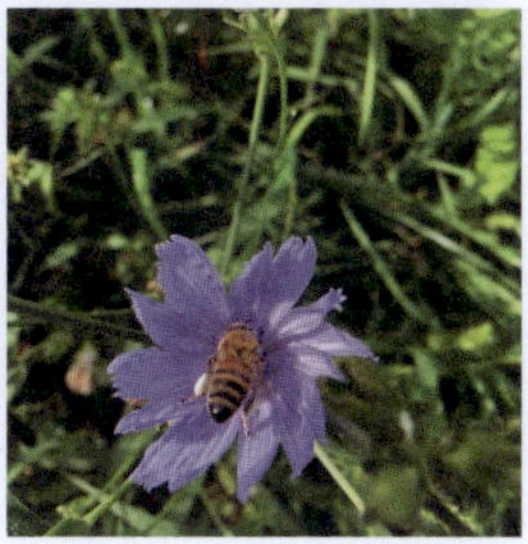
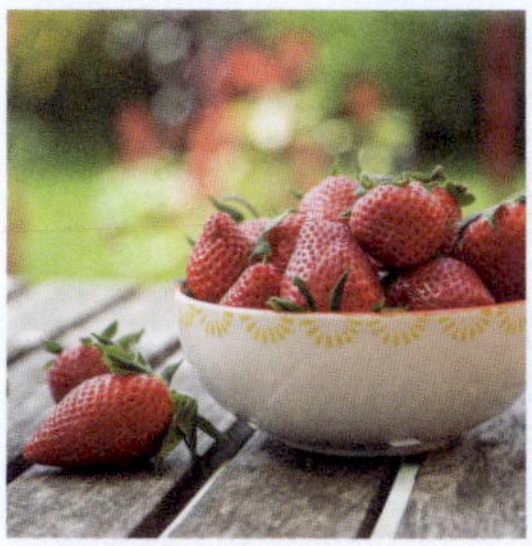
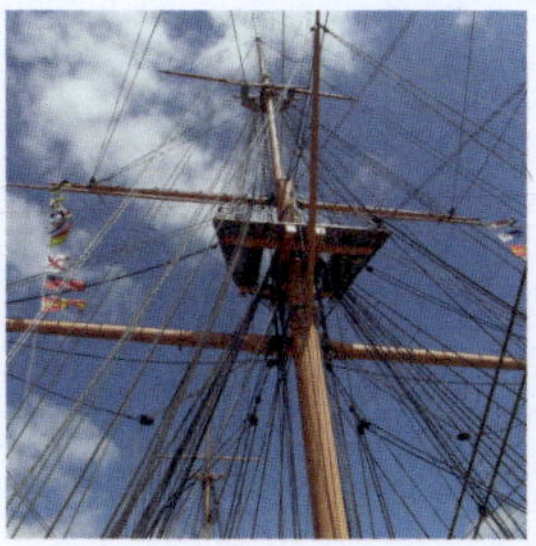
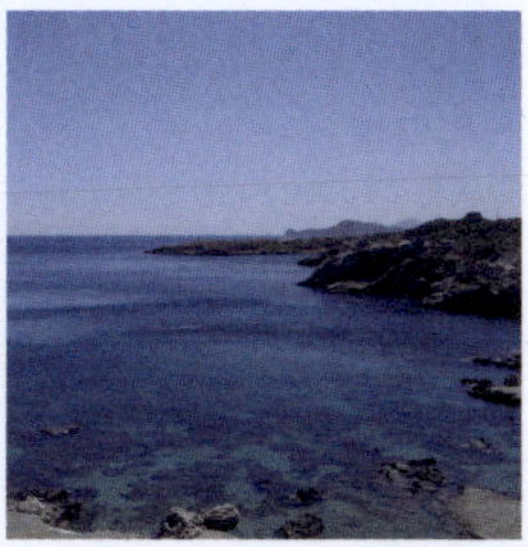

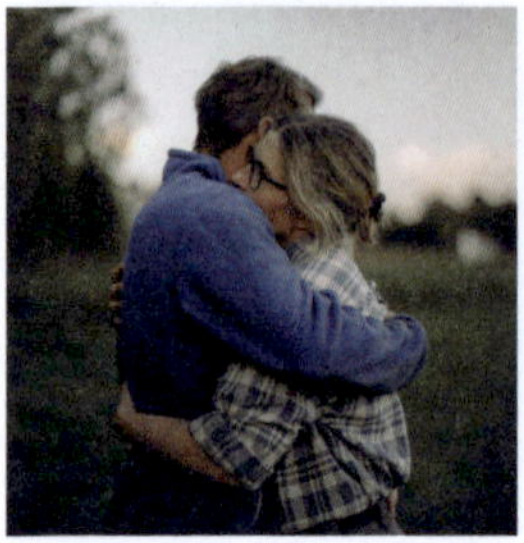
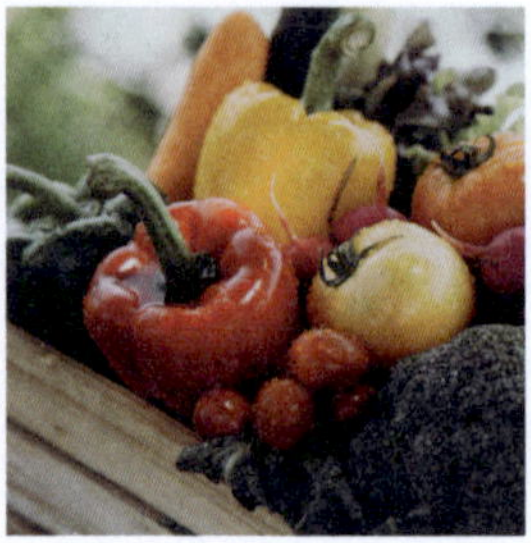
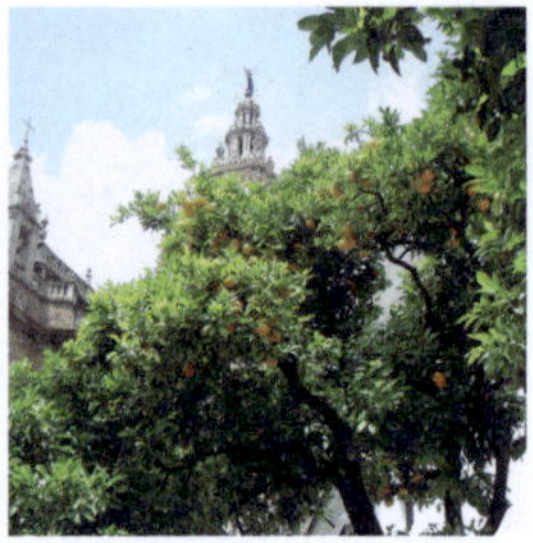
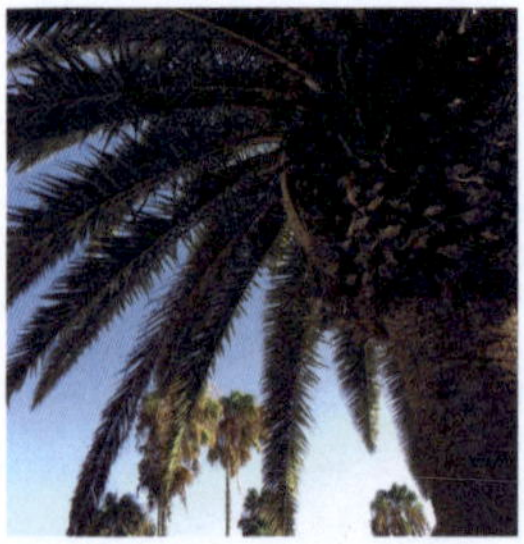
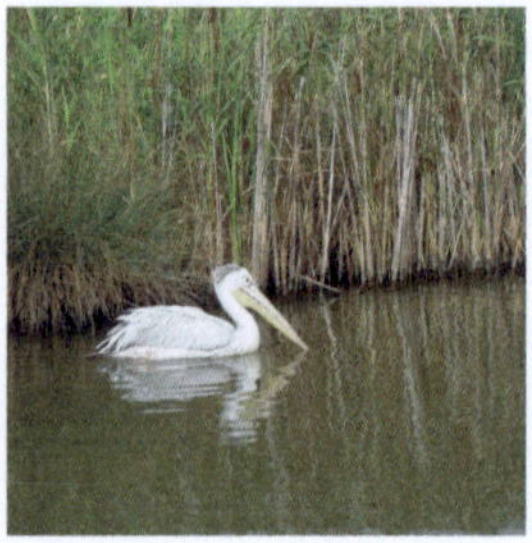
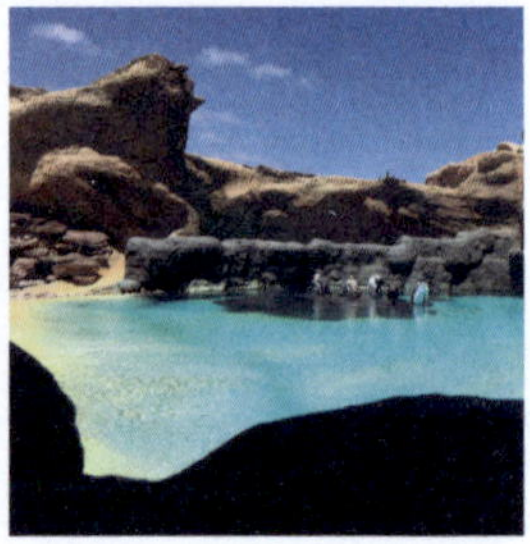
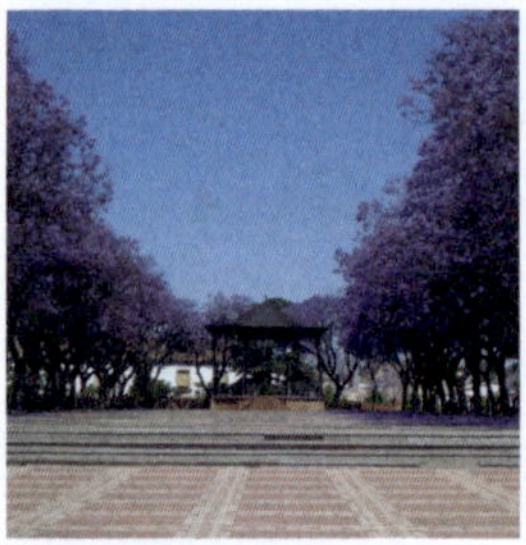
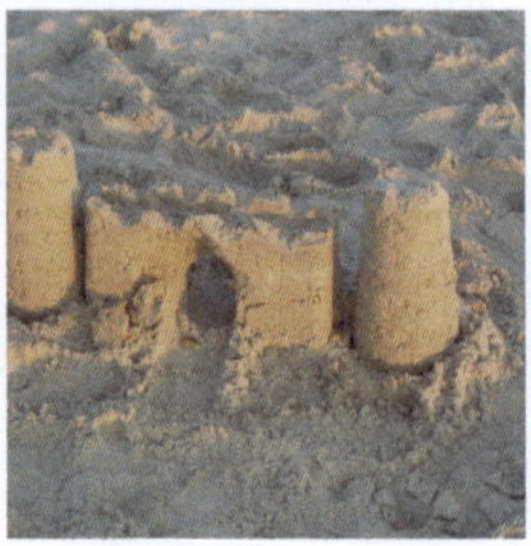
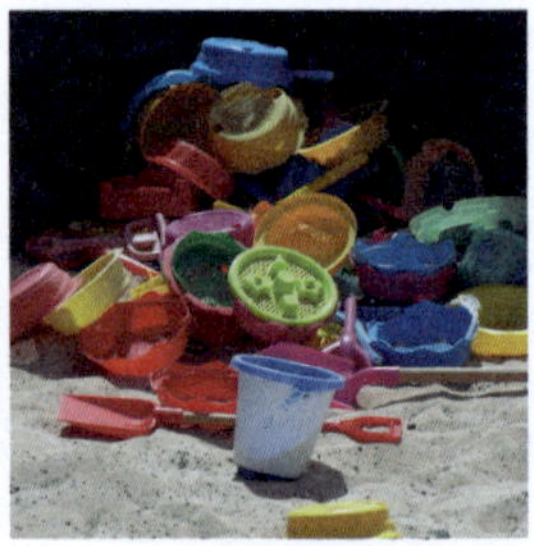
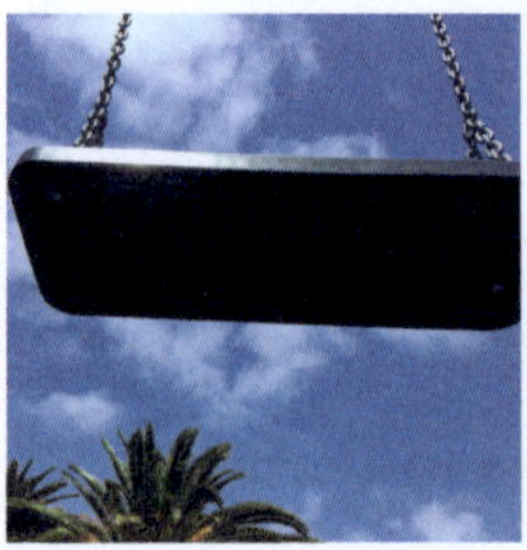
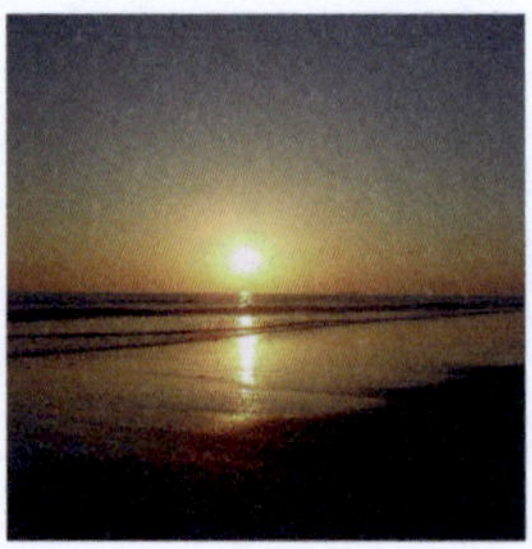
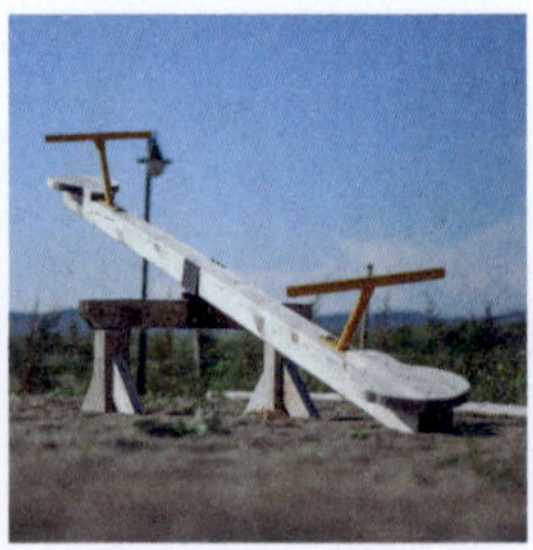

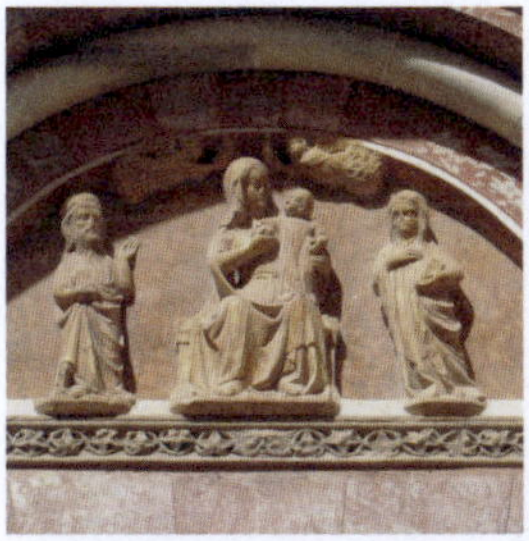
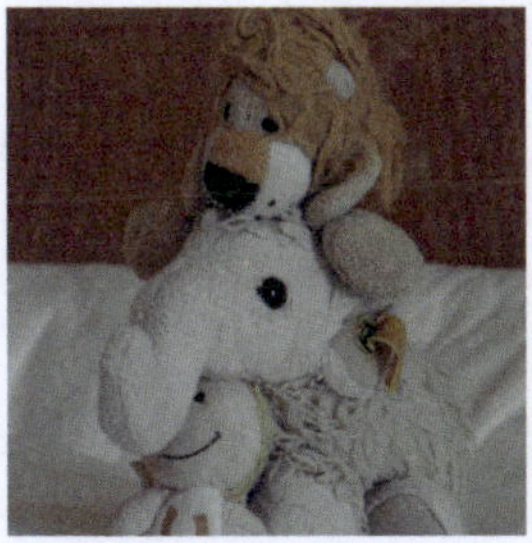
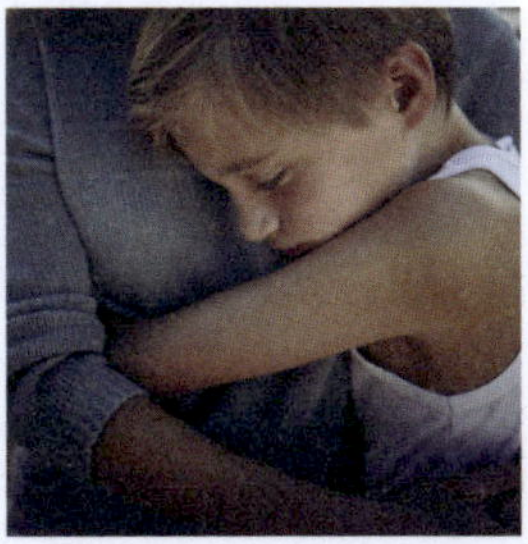
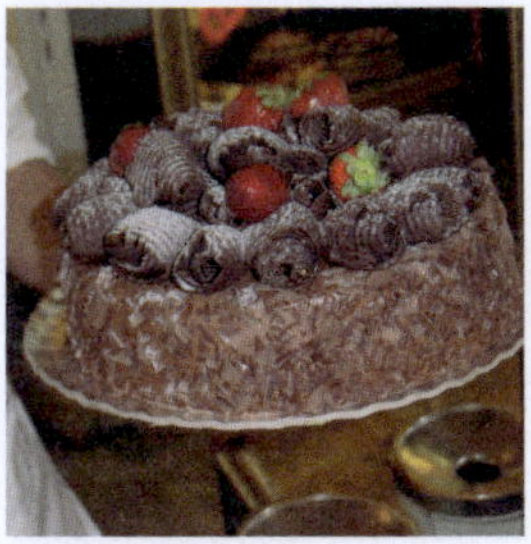
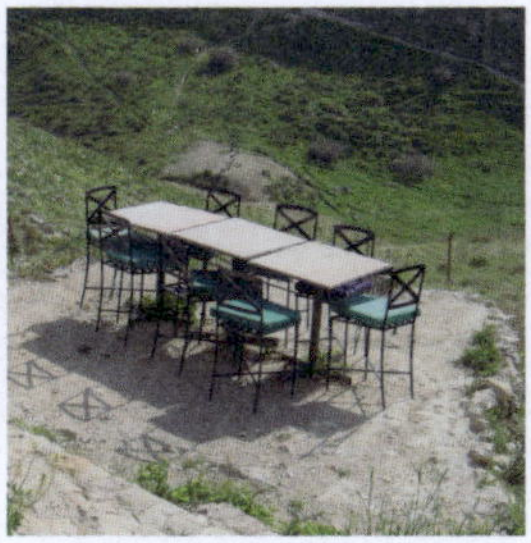
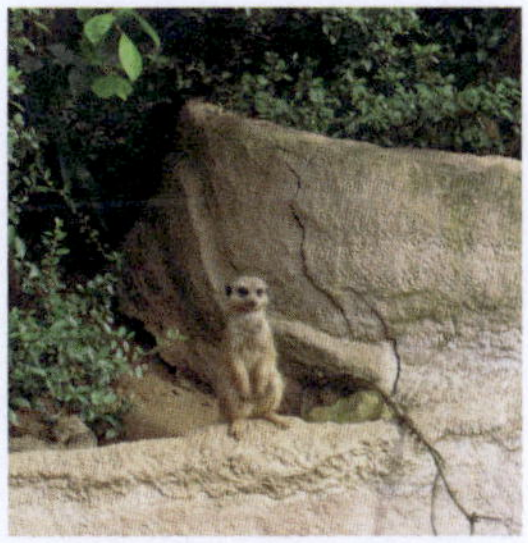
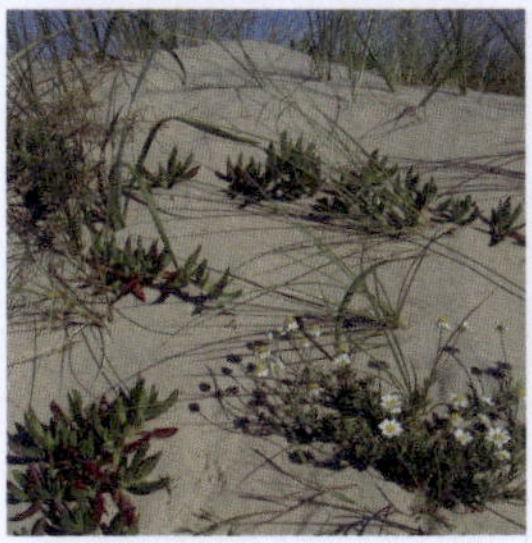
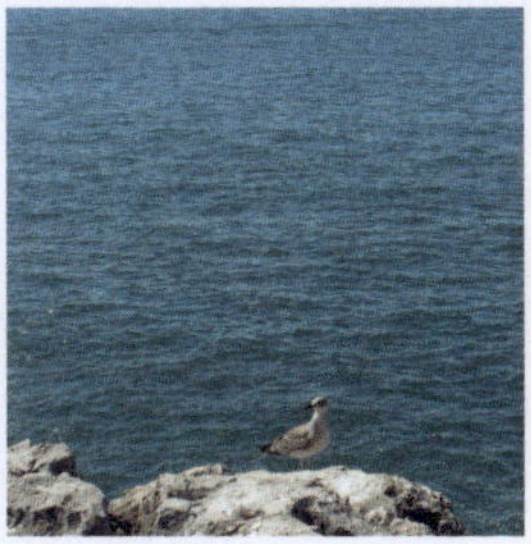
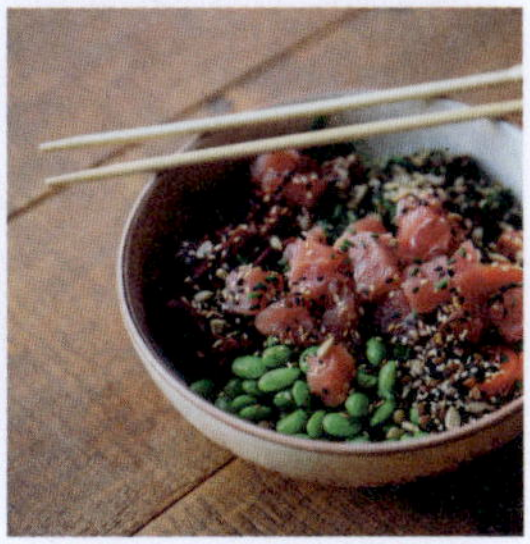
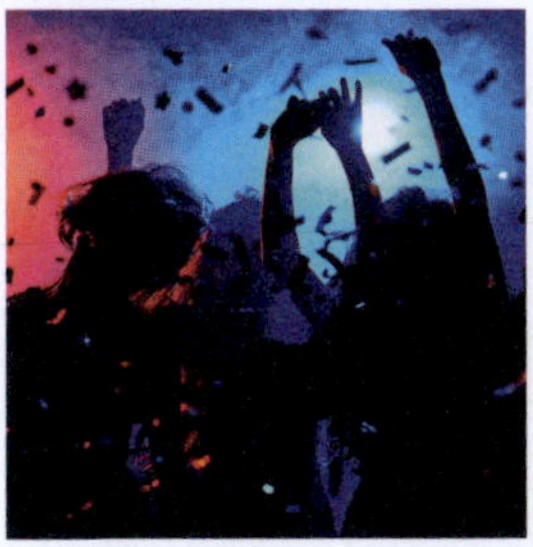
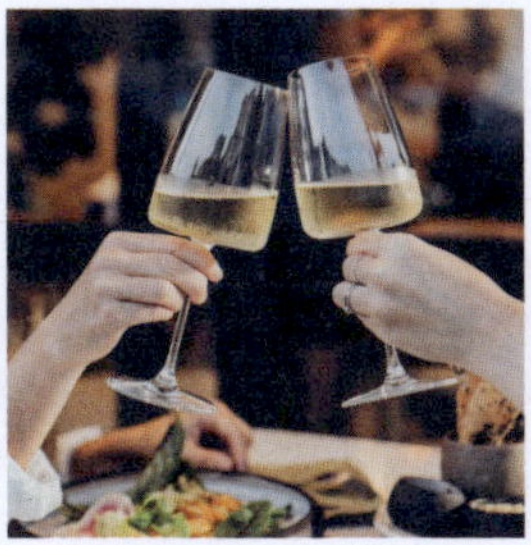
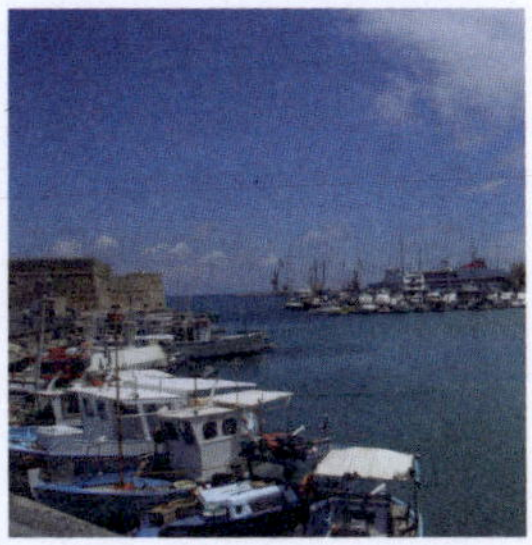

WEITERFÜHRENDE LITERATUR

Banzer, W.: Körperliche Aktivität und Gesundheit: Präventive und therapeutische Ansätze der Bewegungs- und Sportmedizin. Springer. 2017

Breus, M.: Gutes Timing ist alles. Der richtige Zeitpunkt für Schlaf, Essen, Sex und fast alles andere. Goldmann. 2017

Cammarata, P.: Raus aus der Mental Load-Falle: Wie gerechte Arbeitsteilung in der Familie gelingt. Beltz. 2020

Conen, H.: Sei gut zu dir, wir brauchen dich. Vom besseren Umgang mit sich selbst. Campus. 2019

Fröhlich-Gildhoff, K.; Rönnau-Böse, M.: Resilienz. Ernst Reinhardt. 2011

Hammond, C.: Die Kunst des Ausruhens. Wie man echte Erholung findet. Dumont. 2021

Hillert, A.: Stress positiv nutzen. Ganz locker auf der Stresswelle surfen. Stiftung Warentest. 2023

Howard, P. J.; Woward, J.M.: Führen mit dem Big-Five-Persönlichkeitsmodell. Das Instrument für optimale Zusammenarbeit. Campus. 2008

Kabat-Zinn, J.: Gesund durch Meditation. Das große Buch der Selbstheilung mit MBSR. Knaur Menssana. 2019

Kabat-Zinn, M. & J.: Mit Kindern wachsen. Die Praxis der Achtsamkeit in der Familie. Arbor Verlag. 2011

Kabat-Zinn, J.: Zur Besinnung kommen: Die Weisheit der Sinne und der Sinn der Achtsamkeit in einer aus den Fugen geratenen Welt. Arbor Verlag. 2019

Kaluza, G.: Gelassen und sicher im Stress: Das Stresskompetenz-Buch: Stress erkennen, verstehen, bewältigen. Springer. 2018

Kast, B.: Der Ernährungskompass: Das Fazit aller wissenschaftlichen Studien zum Thema Ernährung. Penguin. 2022

Kollak, I.: Yoga in Vorsorge und Therapie: Fachbuch mit Übungen für Atmung, Bewegung und Konzentration. Hogrefe. 2019

Li, Q.: Die wertvolle Medizin des Waldes: Wie die Natur Körper und Geist stärkt. Rowohlt. 2018

Nationales Zentrum für Frühe Hilfen (NZFH) in der Bundeszentrale für gesundheitliche Aufklärung (BZgA) (Hrsg.): Ideen für Familie. stark – entspannt – gelassen. BZgA. 2021

Neff, K.; Kretzschmar, G.: Selbstmitgefühl – Das Übungsbuch: Ein bewährter Weg zu Selbstakzeptanz, innerer Stärke und Freundschaft mit sich selbst. Kailash. 2019

Potreck, F.: Ich bin genug! Wege zu einem starken Selbstwert. Klett-Cotta. 2021

Reif, J. A.: Die Macht der Positiven Psychologie: Wie man negative Gedanken überwindet, Ängste bewältigt & mit gesteigertem Selbstvertrauen zu mehr Freude & innerer Ruhe im Leben findet. 2024

Riemann, F.: Grundformen der Angst: Eine tiefenpsychologische Studie. Reinhardt Verlag. 2022

Schnabel, U.: Muße. Vom Glück des Nichtstuns. Pantheon Verlag. 2012

Scholz, F. P.: Selbstfürsorge-Schatzkiste für Therapie und Beratung. Beltz. 2020

Schulz von Thun, F.: Miteinander reden (Band 1–3). Rowohlt. 2006

Sedlmaier, P.: Die Kraft der Meditation: Was die Wissenschaft darüber weiß. Rowohlt. 2016

Seiwert, L.: Wenn du es eilig hast, gehe langsam: Wenn du es noch eiliger hast, mache einen Umweg. Der Klassiker des Zeitmanagements mit neuen Tools. Campus. 2018

Seligman, M. E. P.: Wie wir aufblühen: Die fünf Säulen des persönlichen Wohlbefindens. Goldmann. 2015

Spenst, D.: Das 6-Minuten-Tagebuch. Rowohlt. 2017

Sprenger, R.: Die Entscheidung liegt bei dir! Wege aus der alltäglichen Unzufriedenheit. Campus. 2016

Stewart, I., Joints, V.: Die Transaktionsanalyse. Eine Einführung. Herder. 2023

Storch, M.; Kuhl, J.: Die Kraft aus dem Selbst: Sieben PsychoGyms für das Unbewusste. Verlag Hans Huber. 2017

Van den Brink, E.; Koster, F.: Mitfühlend leben. Mit Selbst-Mitgefühl und Achtsamkeit die seelische Gesundheit stärken. Mindfulness-Based Compassionate Living – MBCL. Kösel. 2013

REGISTER

Die Stiftung Warentest wurde 1964 auf Beschluss des Deutschen Bundestages gegründet, um dem Verbraucher durch vergleichende Tests von Waren und Dienstleistungen eine unabhängige und objektive Unterstützung zu bieten.

Prof. Dr. Sabine Hubbertz-Josat ist Professorin für Medizinpädagogik und lehrt an der SRH Hochschule für Gesundheit am Campus Köln. Als langjährige Partnerin in einer Praxis für Mind-Body-Medizin hat sie Erfahrung damit, Menschen vor Stress und Burn-out zu bewahren.

Prof. Dr. Katharina Wick ist Professorin für Psychologie und Soziale Arbeit an der Dualen Hochschule Gera-Eisenach. Einer ihrer Schwerpunkte ist die Prävention und Gesundheitsförderung. Dabei beschäftigt sie sich vor allem mit den Themen Resilienz und Stressmanagement.

Stiftung Warentest
Lützowplatz 11–13, 10785 Berlin
Telefon 0 30/26 31–0
www.test.de
email@stiftung-warentest.de

USt-IdNr.: DE136725570

Vorständin: Julia Bönisch
Weitere Mitglieder der Geschäftsleitung:
Dr. Holger Brackemann, Daniel Gläser,
Dr. Birger Venn-Hein

Programmleitung: Niclas Dewitz
Autorinnen: Prof. Dr. Sabine Hubbertz-Josat,
Prof. Dr. Katharina Wick
Projektleitung: Eva Gößwein
Fachliche Unterstützung: Dr. Marco Herbsleb,
Dr. Dorothea Portius

Lektorat: Carsten Tergast, Leer
Mitarbeit: Merit Niemeitz
Korrektorat: Nicole Woratz, Berlin
Titelentwurf: Christian Königsmann
Layout: Daniela Greven
Grafik, Satz: Daniela Greven
Illustrationen: Daniela Greven
Bildnachweis: SRH Hochschule für Gesundheit: Foto Hubbertz-Josat (Titel), Duale Hochschule Gera-Eisenach: Foto Wick (Titel), Weitere Bildnachweise: S. 27, 32, 41, 128, 150 Getty Images; Fotos Anhang; Seite 168 bis 171: Prof. Dr. Sabine Hubbertz-Josat; Getty Images
Produktion: Daniela Greven
Verlagsherstellung: Rita Brosius (Ltg.),
Romy Alig, Susanne Beeh
Litho: tiff.any, Berlin
Druck: MEO MEDIA, eine Marke der
Meinders & Elstermann GmbH & Co. KG, Belm

ISBN: 978-3-7471-0867-3

Wir haben für dieses Buch 100 % Recyclingpapier und mineralölfreie Druckfarben verwendet. Stiftung Warentest druckt ausschließlich in Deutschland, weil hier hohe Umweltstandards gelten und kurze Transportwege für geringe CO_2-Emissionen sorgen. Auch die Weiterverarbeitung erfolgt ausschließlich in Deutschland.